BEI GRIN MACHT SICH IHR WISSEN BEZAHLT

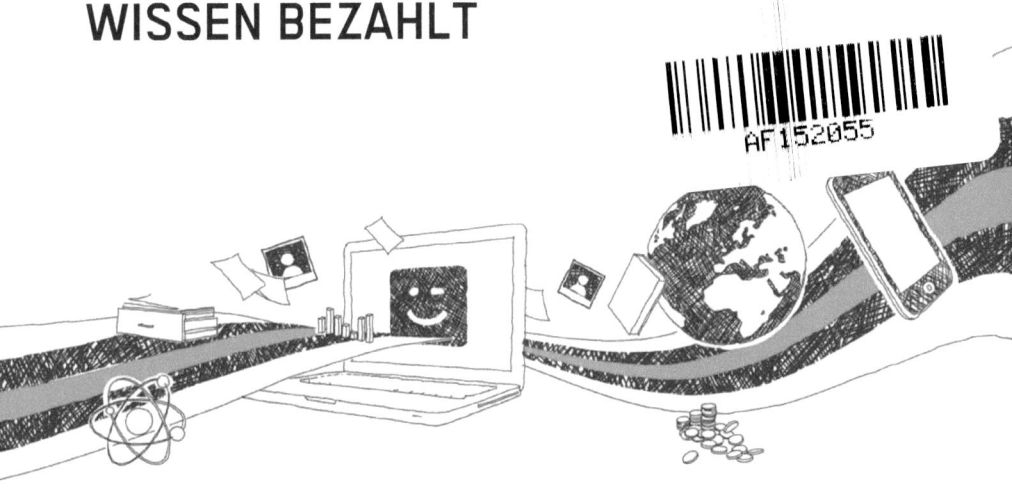

AF152055

- Wir veröffentlichen Ihre Hausarbeit,
  Bachelor- und Masterarbeit

- Ihr eigenes eBook und Buch -
  weltweit in allen wichtigen Shops

- Verdienen Sie an jedem Verkauf

Jetzt bei www.GRIN.com hochladen
und kostenlos publizieren

GRIN

Friedrich Flachsbart

Beschreibung eines Archetypus

Was bleibt, ist die Seele des Menschen.

GRIN Verlag

Bibliografische Information der Deutschen Nationalbibliothek:

Die Deutsche Bibliothek verzeichnet diese Publikation in der Deutschen National-
bibliografie; detaillierte bibliografische Daten sind im Internet über http://dnb.d-
nb.de/ abrufbar.

Impressum:

Copyright © 1981 GRIN Verlag, Open Publishing GmbH
Druck und Bindung: Books on Demand GmbH, Norderstedt Germany
ISBN: 978-3-656-21950-7

Dieses Buch bei GRIN:

http://www.grin.com/de/e-book/195435/beschreibung-eines-archetypus

GRIN - Your knowledge has value

Der GRIN Verlag publiziert seit 1998 wissenschaftliche Arbeiten von Studenten, Hochschullehrern und anderen Akademikern als eBook und gedrucktes Buch. Die Verlagswebsite www.grin.com ist die ideale Plattform zur Veröffentlichung von Hausarbeiten, Abschlussarbeiten, wissenschaftlichen Aufsätzen, Dissertationen und Fachbüchern.

Besuchen Sie uns im Internet:

http://www.grin.com/

http://www.facebook.com/grincom

http://www.twitter.com/grin_com

Beschreibung eines Archetypus.

Friedrich Flachsbart
Abgeschlossen am 1. 8. 1981 (digitalisiert 4. 6. – 6. 6. 2012)

Einleitung

Menschen aller Rassen und Völker haben Gemeinsamkeiten in ihrem Verhalten.
Manche Verhaltensmuster sind sogar bei den unterschiedlichsten Menschen identisch.[1]
Es scheint vergleichbar auch seelische „Muster" zu geben.
Diese können als Bilder in das Bewusstsein der Menschen treten.
Märchen, Mythen, Symbole und Handlungen stellen meiner Meinung nach manchmal
Manifestationen solcher seelischer „Muster" dar.
Dies Phänomen wurde von den Gebrüder Grimm im Vorwort zu ihrer Märchensammlung
folgendermassen beschrieben:
Es sind „vielleicht nur Versuche, einen im Geist bloss vorhandenen, unerschöpflichem auf
mannigfachen Wegen sich zu nähern."[2]

Der Seelenforscher C. G. Junge versuchte diese Urbilder der menschlichen Seele mit dem
Wort Archetypus zu umschreiben. Er hält zum Beispiel die Symbole unserer Träume für
einen Versuch „den ursprünglichen Geist des Menschen in das fortschrittliche, differenzierte
Bewusstsein zu bringen."[3]

Meine Arbeit stellt den Versuch dar, einen Archetypen, ein Urbild der Menschheit zu
begreifen, zu erfassen.

Manifestationen dieses einen Gedanken erscheinen in Märchen, Mythen, rituellen
Handlungen und Symbolen der Völker ebenso wie in den Ideen, Symbolen und Bauten der
sogenannten Weltreligionen.

An den Anfang sollen Versionen der Hopi und der Sima-Sima gestellt werden. Sich
ergänzend seinen sie mir eine umfassende „Abbildung" des Archetypus zu sein.

Die Hopi-Indianer leben im Südwesten der USA, in Arizona.
Sie bewohnen dort mehrere Dörfer, treiben Ackerbau und Schafzucht.
Einer ihrer Pueblos ist die älteste noch bewohnte Ansiedlung Nordamerikas.
Nach ihrer eigenen Überlieferung verstehen sie sich als das auserwählte Volk Amerikas,
„Gut in Verhalten und Benehmen", (was HOPI in ihrer Sprache bedeutet.)
Nur ihnen sei das traditionelle Wissen erhalten geblieben, das die anderen im Laufe der Zeit
verloren haben.
Eine Gruppe von Hopi-Indianern hat die noch erhaltene Überlieferung gesammelt und
zusammen mit einem Weissen 1964 als Buch herausgegeben:
„The Book of the Hopi."

Darin wird die Menschheitsgeschichte so dargestellt:

---

[1] I. Eibel-Eibelsfeldt: Stammesgeschichtliche Anpassungen im Verhalten der Menschen.
Hrsg: H. G. Gadamer, P. Vogler: Neue Anthropologie, Bd. 2, S. 3-59
Thieme, Stuttgart, 1972
[2] J. und W. Grimm: Kinder- und Hausmärchen. S. 13
Goldmann, München, ohne Jahresangabe.
[3] C. G. Jung: Der Mensch und seine Symbole. S. 96
Walter, Olten, 1980

Am Anfang war der Schöpfer Taiowa.

Als Erstes schuf er Sótuknang, als Kraft und Werkzeug, als Person.

Neun Weltreiche schuf dann Sótuknang,
eines für den Schöpfer,
eines für sich selbst,
und sieben weitere.

Die Menschen der ersten Welt wurden erschaffen mit diesem Auftrag Sótuknangs:
„Ich habe Euch diese Welt mit allem gegeben, damit ihr darauf lebt und glücklich seid.
Nur eins fordere ich von Euch:
Respektiert immer den Schöpfer.
Weisheit, Harmonie und Respekt für die Liebe Eures Schöpfers.“
Das Leben der Menschen war anfangs glücklich.
Doch dann kam eine Veränderung.
Die Menschen vergassen ihren Auftrag.
In der Gestalt eines Vogels kam der Schwätzer,
er redete, redete und redete bis Unterschiede und Trennungen sichtbar wurden.
Und dann kam in der Gestalt einer Schlange mit grossem Kopf einer, der die
Menschen noch mehr aufstachelte, bis es zu Streit und Kämpfen kam.
Daraufhin wurden einige Auserwählte durch eine Wolke bei Tag und einen Stern bei
Nacht zu einem sicheren Ort unter der Erde geführt, die anderen aber durch das Feuer
von Vulkanen vernichtet.

Nach einiger Zeit kamen die Menschen aus ihrem Versteck auf die Erdoberfläche
zurück und bevölkerten die zweite Welt.
Diesmal kam Habgier auf, die Menschen handelten. Doch je mehr sie hatten, desto
mehr wollten sie haben.
Und wieder wurden die noch rechtschaffenen Menschen an einen sicheren Ort
gebracht. Die zweite Welt wurde durch Katastrophen und eine Eiszeit zerstört.

Als die Oberfläche der Erde wieder bewohnbar geworden war, kehrten die Menschen
zurück. Die dritte Welt nahm ihren Lauf. Und wieder vermehrte sich die Bevölkerung,
grosse Städte wurden gebaut. Und wieder wurden die Menschen böse und führten
Kriege. Diesmal wurden die guten Menschen durch Boote aus Binsen, aus Schilfrohr,
gerettet. Die anderen ertranken in Meereswellen, hoch wie Berge, und in der
Überschwemmung durch Regen. Von der alten Heimat der Hopi westlich von
Amerika war schliesslich nur noch die Spitze eines Berges sichtbar.

Die Überlebenden fuhren ostwärts bis zu dem Kontinent Amerika, der ihre vierte Welt
wurde. Und auch hier kam es wieder zu Streit.
Nur wenige blieben dem Auftrag Sótuknangs treu.
Sie behielten die Erinnerung an die Geschichte.
Und sie trafen sich nach vier Wanderungen auf dem amerikanischen Kontinent in
einem vorbestimmten Ort.
Und dies ist noch heute die Wohnstatt der Hopi, in den unwirtlichen Bergen
Arizonas.[4]

---

[4] F. Waters: The Book of the Hopi.
Viking Press, New York, 1964

Die Wanderungen der Menschen durch die vier Welten werden von den Hopis als
Zeremonien zur Reinigung vom Bösen begriffen.
Dies wurde von ihren Vorfahren durch vier Wanderungen auf dem Kontinent Amerika
vollzogen.
Eine viermalige Umkreisung des Wohngebietes bei bestimmten Festen erinnert noch heute
daran.

Die bildliche Darstellung dieses Weges erfolgt durch das Symbol der Spirale.
Diese kann rund oder eckig sein.
Es gibt auch die Darstellung als Kreis im Kreis oder als Wellenform, rund oder eckig.
Die Zahl der Spiralwindungen, Kreise oder Wellenberge entspricht dem zurückgelegten Weg.
Für den jetzigen Wohnort steht als Symbol eine vierfache Spirale.

Eine erstaunliche Ergänzung dieser Vorstellungen findet sich bei dem Volk der Sima-Sima
auf der Insel Ceram, Ostindonesien.
Sie haben sich von den Nachbarvölkern abgesondert und bezeichnen sich als die Träger des
alten Glaubens.
Hauptelement dieses Glaubens ist die Vorstellung von einem unsichtbaren neunstufigen
Weltberg.
Sein Name ist „Leiter der Sonne."
Auf seiner Spitze wohnen die Seelen der guten Menschen zusammen mit dem für sie
unsichtbaren Schöpfergott „Alahatala".
Er ist das Licht der Welt.[5]
Zu ihrem Gott gelangen die Menschen nur auf einem langen Weg.
Und das hat folgenden Grund:
Einst lebte unter den Menschen ein Mann mit dem Namen Ameta, der nicht verheiratet war
und keine Kinder hatte. Sein Blut tropfte auf eine Palmblüte und so entstand das Mädchen
Hainuwele. Die neun Familien der Menschen töteten das Mädchen und vergruben es.
Ameta grub ihren Leichnam aus und zerschnitt ihn in viele Teile. Die einzelnen Körperteile
vergrub er. Nur die beiden Arme behielt er und brachte sie zu Mulua-Satene, jener Frau, die
bei der Schöpfung der Menschen aus einer unreifen Banane entstanden war, und die damals
noch über die Menschen herrschte. Die vergrabenen Leichenteile der Hainuwele aber
verwandelten sich in Dinge, die es damals auf der Erde noch nicht gab – vor allem in die
Knollenfrüchte, von denen die Menschen seitdem hauptsächlich leben.

„Ameta verfluchte die Menschen und Mulua-Satene war böse über sie, weil sie getötet hatten.
Sie baute an einem Platz in Tamene siwa ein grosses Tor.
Es bestand aus einer neunfachen Spirale,
so wie die Menschen beim Marotanz aufgestellt gewesen waren.
Mulua Satene selbst stellte sich auf einen grossen Baumstamm auf der einen Seite des Tores
und hatte die abgeschnittenen Arme von Hainuwele in ihren beiden Händen.
Dann versammelte sie alle Menschen auf der anderen Seite des grossen Tores und sagte zu
ihnen:
„Ich will nicht mehr hier leben, weil ihr getötet habt.
Ich werde heute von euch gehen.
Jetzt müsst ihr alle durch das Tor hindurch zu mir komen.
Wer durch das Tor kommt, der bleibt Mensch,

[5] J. Röder: Alahatala.
Hrsg.: A. E. Jensen, H. Niggemeyer: Erbenisse der Frobenius Expedition 1937-1938, Bd. 3
Bamberger Verlagshaus, Bamberg, 1948

wer nicht hindurchgeht, mit dem wird es anders geschehen."

Die Menschen versuchten nun alle durch das spiralförmige Tor zu gehen, aber nicht alle kamen hindurch. Wer nicht durch das Tor zu Mulua Satene kam, der wurde damals zu einem Tier oder einem Geist. (...) Die anderen Menschen aber, die durch das Tor hindurch kamen, gingen zu Mulua Satene. Einige gingen rechts, andere links an ihrem Baumstamm vorbei. Sie aber schlug jeden Vorübergehenden mit einem Arm der Hainuwele. Wer links an ihr vorbeiging, der musste über fünf Bambus-Stämme springen. Von diesen stammen die Patalima, die Fünfermenschen ab. Wer rechts von der Mulua Satene vorbeigegangen war, der musste über neun Bambus-Stämme springen. Von diesen Menschen kommen die Patasiwa, die Neunermenschen.

Satene aber sagte zu den Menschen:
„Ich werde noch heute von euch gehen, und ihr werden mich nicht mehr auf der Erde sehen. Erst wenn ihr gestorben seid, werdet ihr mich wiedersehen. Aber auch dann müsst ihr eine beschwerliche Reise antreten, bevor ihr zu mir kommt."

Über acht Berge geht der Weg zum Totenberg Cerams.[6]

Als Erinnerung daran tanzen die Sima-Sima den Marotanz, eine neunfache Spirale. Die bildliche Darstellung der Tanzfigur zeigt hinter einem Tor eine neunfache Spirale, im Zentrum ein Kreuz.[7]

Meine Hypothese ist nun, dass die religiösen Vorstellungen, die rituellen Handlungen und die Symbole der Hopie und der Sima-Sima Manifestationen ein und desselben allgemein-menschlichen Urbildes sind.

Diese These möchte ich durch den Nachweis verschiedenster Ab-Bildungen dieses Urbildes bei den unterschiedlichsten Völkern und Menschen verifizieren.

Ein erstes Ordnungsprinzip soll dabei die von den Sima-Sima überlieferte Trennung in Neuner- und Fünfer-Menschen sein.

Zuerst also die Variationen des Urbildes bei den Neunermenschen.

---

[6] A. E. Jensen: Hainuwele.
Hrsg.: A. E. Jensen, H. Niggemeyer: Ergebnisse der Frobeniusexpedition 1937-1938, Bd. 1. S. 63-64
Veröffentlichungen des Forschungsinstitutes für Kulturmorphologie.
Frankfurt, 1939
[7] A. E. Jensen: a. a. O., S. 65

1. Kapitel. *Das Urbild in Märchen und Mythos.*

Ausgehend von sieben Märchen der Gebrüder Grimm soll eine Besprechung verschiedener Motive und Bilder erfolgen.

1. Die beiden Wanderer.

Ein guter und ein böser Mensch, ein Schneider und ein Schuster, wandern gemeinsam durch die Welt.
Schliesslich kommen sie an einen grossen Wald, durch welchen der Weg zur Königsstadt geht. Der Schneider nimmt nur für zwei Tage Essen mit, der Schuster mehr.
Der Weg durch den Wald dauert sieben Tage.
Den Schneider hungert, der Schuster gibt ihm das Brot nur gegen einen hohen Preis:
Er sticht dem Schneider beide Augen aus.
Nach sieben Tagen haben beide den Wald durchquert, der Schuster überlässt den Blinden seinem Schicksal.
Durch ein Wunder gewinnt der Schneider sein Augenlicht wieder und sieht die grosse Königsstadt vor sich.
Auf seine Wege dorthin erbarmt er sich viermal der Kreatur.
Er kommt dann in die Stadt, wird schliesslich Hofschneider.
Sein früherer Gefährte, der Hofschuster geworden war, verleumdet ihn viermal beim König.
Der König stellt dem Schneider vier Aufgaben, die dieser aber mit Hilfe der Tiere (die er geschont hatte) lösen kann. Als viertes bringt der Storch dem König einen Sohn, schön wie ein Engel.
Und der Schuster wurde davon gejagt und verhungerte im Wald.

Formal gliedert sich das Märchen in vier Teile,
Wanderung durch die Welt
Wanderung durch den Wald,
Vier Taten der Barmherzigkeit
Und viermal die Lösung schwerer Aufgaben.

Ich glaube, dass jeder Teil den gleichen Vorgang unter einem anderen Aspekt zeigt.
Jedes Mal wird der Weg des Menschen in der Welt beschrieben.
Für die Welt steht dabei einmal das Bild des Waldes, zum anderen das Bild der Königsstadt.
Wenn diese Erkenntnis übertragbar ist, kann man auch ein anderes Märchen als Beschreibung des Weges durch die Welt auffassen: Hänsel und Gretel.

2. Hänsel und Gretel

Die Stiefmutter überredet den Vater, die Kinder im Wald auszusetzen.
Beim ersten Mal kann Hänschen den Rückweg durch weisse Kieselsteine markieren.
Beim zweiten Mal aber finden sie den Weg zurück nicht.
Am dritten Morgen sagen sie mitten im Wald ein schönes, schneeweisses Vögelein, das sie zu einem Häuschen führte. Hier lassen sie es sich wohl sein.
Dann aber kommt eine steinalte Frau, eine gottlose Hexe, die Hänsel fressen will.
Sie wird aber von Gretel in den Ofen gestossen und verbrennt.
Hänsel und Gretel wollen nun nach Hause gehen, gelangen aber nach ein paar Stunden an ein grosses Wasser. „Wir können nicht hinüber," sprach Hänsel, „ich seh' keinen Steg und keine

Brücke." „Hier fährt auch kein Schiffchen", antworte Gretel, „aber da schwimmt eine weisse Ente; wenn ich die bitte, so hilft sie uns hinüber."
Und die Ente fliegt sie über das Wasser und sie gelangen zum Vater, dessen Frau gestorben ist, und leben froh mit ihm.

Wenn die Annahme zutrifft, dass die Märchen eine allgemeine Darstellung des Weges der Menschen ist, stellt sich die Frage nach der Bedeutung der Motive Eltern, Hexe, Wasser, weisser Vogel.

Bei den Hopi ist die Sonne Symbol des göttlichen Schöpfers und des Vaters.
Seine Frau ist die Mutter der Menschen, die Erde. Das Zeichen für die Beziehung der Menschen zu ihrem Vater und ihrer Mutter ist ein Labyrinth.

Die eine Labyrinth-Form heisst „Mutter und Kind".
Die waagerechte Linie eines zentralen Kreuzes ist nicht mit anderen Linien verbunden.
Sie steht als Symbol für die zwei Stadien des Lebens, das ungeborene Kind und später das Kind in den Armen der Mutter.
Das Bild zeigt in übertragenem Sinne die Mutter Erde und ihr Geschöpf Mensch.

Die andere Labyrinth-Form zeigt den Plan des Schöpfers.
Alle Wege und Linien sind letztlich mit dem zentralen Kreuz, dem Symbol der Sonne, des Auges von Taiowa, verbunden.

Das Zeichen der Hopi für den Plan des Schöpfers ist identisch mit der Labyrinthdarstellung aus Kreta, 13. Jahrhundert vor Christus.[8]

Ein Labyrinth ist in unserem Sprachgebrauch gleichbedeutend mit einem Irrgarten, einem nicht auffindbaren Weg.
Der Wald, in dem die Kinder sich verlaufen haben, entspricht einem Labyrinth.

Das Bild von der Mutter Erde, die den Menschen schützt, hat sich also gewandelt zu einem Irrgarten, in dessen Zentrum eine Hexe wohnt, die Menschen frisst.

Aus der behütenden Mutter ist die böse Stiefmutter geworden, die die Kinder im Wald aussetzt. Die Tatsache, dass die Stiefmutter bei der Rückkehr der Kinder gestorben ist, lässt vermuten, dass die Stiefmutter wirklich der Hexe entspricht.

Bevor die Kinder zum Vater zurückkehren können, müssen sie ein tiefes, stilles Wasser überqueren. Dies scheint ein Bild für den Tod zu sein. Dies Hindernis auf ihrem Weg können die Kinder durch die Hilfe eines weissen Vogels überwinden.

Ein weisser Vogel hatte ihnen auch im Wald den Weg gezeigt.
Dass dieser weisse Vogel Symbol der Seele sein könnte, scheint im folgenden Märchen wahrscheinlich zu werden:

3. Der getreue Johannes.

Der getreue Johannes hat vom sterbenden König den Auftrag bekommen, den Königssohn zu unterrichten und zu schützen.

---

[8] G. Kehnscherper: Kreta, Mykene, Santorin.
Urania, Leipzig, 1980

Johannes erfährt von tödlichen Gefahren im Voraus und errettet seinen Herrn.
Als er über sein Handeln Rechenschaft ablegt, wird er zu Stein.
Durch das Blut der Kinder des Königssohnes wird er wieder lebendig.

Aus Nepal stammt das Märchen von den zwei Freunden, die zur gleichen Stunde am gleichen Tage geboren wurden.
Der eine schützt seinen Freund vor allen Gefahren.
Von sieben tödlichen Gefahren erfährt er im Voraus und errettet seinen Freund.
Als er über sein Handeln Rechenschaft ablegt, wird auch er allmählich zu Stein.
Erst durch das Blut des erstgeborenen Sohnes wird er wieder lebendig. [9]

Bei den Hopi heissen die Führer der Menschen Kachina, die Wissenden.
Früher waren sie sichtbar, weilten unter den Menschen.
Heute sind sie unsichtbar, nur ihre Figuren sind den Menschen noch erhalten geblieben.[10]

Die Naskapi-Indianern in Labrador meinen, die Seele des Menschen sei nichts anderes als ein innerer Gefährte, den sie als „mein Freund" oder „Mista'peo", Grosser Mann, bezeichnen.
Er wohnt im Herzen des Einzelnen und ist unsterblich.
Lüge und Betrug verscheuchen den „Grossen Mann" im Innern.
Grosszügigkeit, Nächstenliebe und Tierliebe ziehen ihn an.
Durch Träume teilt er sich dem Menschen mit.[11]

Meiner Meinung nach ist der weisse Vogel, der Hänsel und Gretel den Weg weist, Symbol der Seele, des unbewussten Führers der Menscen.

In dem Märchen aus Nepal rettet der Freund vor sieben tödlichen Gefahren;
die Rolle der Sieben soll in den folgenden Märchen dargestellt werden:

    4. Die sieben Raben.

Ein Mann hatte sieben Söhne.
Nach der Geburt des Töchterchens fällt den sieben Söhnen der Krug für das Taufwasser in den Brunnen.
Der Vater verflucht die „Gottlosen Jungen" und sie verwandeln sich in sieben Raben.
Als das Mädchen grösser wird, wandert sie an das Ende der Welt.
Dort trifft sie die Sonne, die frisst kleine Kinder.
Und der Mond ist auch grausig und bös' und sagt:
„Ich rieche Menschenfleisch."
Schliesslich kommt sie zu den Sternen, die sind ihm freundlich und gut und
„Jeder sass auf seinem besondern Stühlchen."
Der Morgenstern aber stand auf, gab ihm ein Hinkelbeinchen zum Aufschliessen des Glasberges, in dem ihre Brüder sind.
Als sie zum Glasberg kommt, hat sie das Hinkelbeinchen verloren.
Sie schneidet sich den kleinen Finger ab und schliesst damit auf.

---

[9] A. Heunemann: Der Schlangenkönig. Märchen aus Nepal.
Röth, Kassel, 1980
[10] F.Waters: a. a. O.
H. Hartmann: Kachina Figuren der Hopi-Indianer.
Museum für Völkerkunde, Berlin, 1978
[11] M. L. von Franz: Der Individuationsprozess.
Hrsg: C. G. Jung: Der Mensch und seine Symbole.
Walter, Olten, 1980

Sie isst von den sieben Tellerchen der Raben je ein Bröckchen und trinkt aus den sieben Becherchen je ein Schlückchen. Und dann kommen ihre Brüder und sind erlöst und ziehen mit ihr heim.

Dies Märchen enthält die Erinnerung an uralte Zeiten, als Sonne und Mond noch Menschenopfer verlangten.
Sonne, Mond und Morgenstern waren zum Beispiel die Hauptgottheiten im alten Mesopotamien.
Der Morgenstern wurde durch die Göttin Istar dargestellt.[12]
Von Istar gibt es den akkadischen Bericht einer Höllenfahrt.
In einem siebenstufigen Geschehen wird sie immer weiter entblösst, bis sie nackt vor der Göttin der Unterwelt steht. Danach kehrt sie in sieben Stufen zurück.[13]
Im alten Ägypten rief man bei der Geburt eines Kindes die sieben Hathoren, die Schicksalsgöttinen an. Sie bestimmten das Schicksal, den Lebensweg des Kindes.[14]

In Kanaan wird vom Schöpfergott EL folgende Geschichte erzählt:
„Da sprach und wiederholt EL ein zweites Mal:
„Wer unter den Göttern beseitigt die Krankheit und vertreibt das Übel?"
Keiner unter den Göttern antwortet ihm.
Er wiederholt ein drittes und viertes Mal die Frage:
„Wer unter den Göttern beseitigt die Krankheit, vertreibt das Übel?"
Keiner unter den Göttern antwortete ihm.
Er wiederholte ein sechstes Mal, ein siebtes Mal die Frage:
„Wer unter den Göttern beseitigt die Krankheit, vertreibt das Übel?"
Keiner unter den Göttern antwortete ihm.
Das sprach EL und beseitigt Krankheit und Übel."[15]

Formal handelt es sich um eine Zahlenreihe,
die siebenfache Wiederholung der gleichen Handlung.

Eine identische Form findet sich in dem Märchen von Schneewittchen:
Sieben Mal befragt die böse Stiefmutter den Spiegel.
Die sieben Teller, Messer, Gabeln, Löffel, Becher und Betten, die Schneewittchen bei den sieben Zwergen hinter den sieben Bergen benutzt, finden ihre keltische Entsprechung in den sieben Türen, sieben Wegen, sieben Herden und sieben Kesseln, aus denen jeder Vorbeikommende sich nur einmal nehmen darf.[16]

Die sieben Türen wiederum tauchen im antiken Mithraskult auf:
Die Einzuweihenden mussten sieben Tore durchschreiten, sich langsam entblössend, bis sie schliesslich nackt vor dem achten Tor standen.
Dieses Tor der Gottheit, der „Berg der Verklärung", konnte erst nach dem Tode durchschritten werden. Es führt zum Licht, das ist zu Gott.[17]

---

[12] I. Fuhr: Ein altorientalisches Symbol.
Harrassowitz, Wiesbaden, 1967
[13] G. Sauer: Die Sprüche Agurs.
Beiträge zur Wissenschaft vom alten und neuen Testament, Heft 84 (5. Folge, Heft 4)
Kohlhammer, Stuttgart, 1963
[14] I. Fuhr: a. a. O.
[15] G. Sauer: a. a. O.
[16] L. Lengyel: Das geheime Wissen der Kelten.
Bauer, Freiburg im Breisgau, 1976
[17] F. C. Endres: Die Zahl in Mystik und Glauben der Kulturvölker.

Es scheint also tatsächlich viele Hinweise darauf zu geben, dass unsere Vorfahren ein Wissen von sieben Etappen menschlicher Existenz hatten.
Die sieben Raben wären dann als die sieben verfluchten Menschengeschlechter zu deuten.
Gleiches gilt von den sieben Geisslein, die vom bösen Wolf verschluckt werden.

Auch in einem chinesischen Märchen wollen sieben Wölfe sieben Schwestern fressen.
Dort gibt es zusätzlich eine auffallende inhaltliche Struktur:
Die drei älteren Schwestern laufen fort, die vierte Schwester vertreibt mit Unterstützung der kleineren drei die Wölfe: Drei werden erschlagen, der vierte stirbt, die jüngeren beissen die weggelaufenen älteren Schwestern.[18]

Die Version aus Nepal schliesslich erzählt von Ziege und Schakal.
Hier überlistet das vierte Zicklein den bösen Schakal, der es fressen will.
In der zweiten Hälfte aber wird eine umgekehrte Version des folgenden Märchens erzählt:
5. Hans im Glück.

Sieben Jahre hat Hans seinem Herrn treu gedient.
Seinen Lohn tauscht Hans auf seinem Wege nach Haus mehrfach um:
Goldklumpen
        - Pferd
            - Kuh
                - Schwein
                    - Gans
                        - Schleifstein und Feldstein.

Als er nun mit seinen Steinen weiterwanderte, „drücken ihn die Steine ganz Erbärmlich. Da konnte er sich des Gedankens nicht erwehren, wie gut es wäre, wenn er sie gerade jetzt nicht zu tragen brauchte.
Wie eine Schnecke kam er zu einem Feldbrunnen geschlichen, wollte da ruhen und sich mit frischem Trunke laben". Die beiden Steine fallen in den Brunnen und Hans sprang voll Freuden auf: „So glücklich wie ich gibt es keinen Menschen unter der Sonnen."
Mit leichtem Herzen und frei von aller Last sprang er nun fort zu seiner Mutter.

Es scheint, als ob Hans, wie die Götting Istar oder der Mithras-Jünger, immer mehr materielle Last von sich tut. Nachdem die Steine (die den bösen Wolf mit sich in die Tiefe und in den Tod zerrten) im Brunnen verschwunden waren, ist er frei und kann zu seiner Mutter heimkehren.

Der Schakal des Märchens aus Nepal reisst sich, nachdem ihm das Zicklein entwischt war, einen Dorn in die Nase.
Der Schmied zieht den Dorn heraus, der Schakal nimmt sein Messer.
Das Messer tauscht er beim Töpfer gegen einen Krug.
Weiter geht er und tauscht Krug gegen Kuh, Kuh gegen Frau, Frau gegen Fladen.
Den Fladen, ein Symbol für die Fahrt ins Jenseits, verliert er.
Als er danach auf einen Baum steigen will, stürzt er zu Tode.[19]

Rascher, Zürich, 1935
[18] J. Guter: Chinesische Märchen.
Fischer, Frankfurt, 1974
[19] H. Heunemann: a. a. O.

Diese Märchen scheint den bösen Menschen zu zeigen; dieser will mehr und mehr und findet schliesslich doch nur den Tod.
Ähnliches lehrt das folgende Märchen:

6. Vom Fischer und seiner Frau.

Als der Fischer den Butt fing, war das Wasser klar.
Der Fischer erfüllt die Bitte des Buttes um sein Leben ohne Gegenleistung und das Wasser bleibt klar. Nur als der Fisch zum Grund schwimmt, lässt er einen langen Streifen Blut hinter sich.

Des Fischers Frau aber hat Wünsche.

Als der Fischer den Butt zum zweiten Mal trifft, ist das Wasser ganz grün und gar nicht mehr so klar. Der Wunsch nach der Hütte aber wird erfüllt.

Als der Fischer den Butt zum dritten Mal trifft, ist das Wasser ganz violett und dunkelblau und grau und dick und gar nicht mehr so grün und gelb, doch noch still. Der Wunsch nach dem Schloss wird erfüllt.

Als der Fischer den Butt zum vierten Mal trifft, ist das Wasser ganz schwarzgrau, gärt von unten herauf und riecht ganz faul. Der Wunsch der Frau Königin zu werden, aber wird erfüllt.

Als der Fischer den Butt zum fünften Mal trifft, ist das Wasser schon ganz schwarz und dick und fängt schon an so von unten herauf zu gären, dass es Blasen gibt, und der Wind geht darüber in, dass es nur so schäumt. Der Wunsch, Kaiserin zu werden, aber wird erfüllt.

Als der Fischer den Butt zum sechsten Mal trifft, ist nicht nur das Wasser, sondern auch das Land in Aufruhr: Wind fährt über das Land, die Wolken fliegen, dass es dunkel wird wie am Abend, die Blätter wehen von den Bäumen und das Wasser braus, als ob es kocht.
Der Himmel ist in der Mitte noch so ein bisschen blau, aber an den Seiten da zieht es herauf, wie ein schweres Gewitter. Doch der Wunsch der Frau, Papst zu werden, wird erfüllt.

Als der Fischer dem Butt aber den siebten Wunsch ausrichten will „Ich will werden wie der liebe Gott!", da braust der Sturm, die Häuser und Bäume werden umgeweht, Felsbrocken rollen in die See, der Himmel ist pechschwarz, es donnert und blitzt, die See rollt daher in hohen schwarzen Wogen, so hoch wie Kirchtürme und Berge.

Und als der Butt den Wunsch hört, stellt er wieder den alten Zustand her.

7. Die zwei Brüder

Zwei Brüder assen Herz und Leber des wunderbaren Goldvogels.
Durch Verleumdung ihres Onkels wurden sie dann vom Vater verstossen.
Ein guter Mann nahm sie beide an Kindesstatt an und erzog sie zu Jägern.
Ihre Abschlussprüfung war folgendermassen:
Von einer Kette, gebildet aus Schneegänsen, in der Gestalt eines Dreiecks fliegend, musste der eine von jeder Ecke eine herabschiessen.
Der zweite musste von einer Schneeganskette in Gestalt der Ziffer Zwei von jeder Ecke ein abschiessen. Danach wanderten sie zusammen mit dem Einverständnis ihres Ziehvaters in die weite Welt.

Jeder gewann fünf Tiere als Diener, dann trennten sie sich.
Der eine zog nach Osten, der andere nach Westen.
Der Jüngere kam in eine mit schwarzem Flor umhängte Stadt, in der die Königstochter dem Drachen geopfert werden sollte. In einem kleinen Kirchlein gewann er die Kraft, ein starkes Schwert zu führen. Damit zog er dann zum Drachen, der Feuer aus sieben Rachen atmete und schlug ihm sechs Köpfe ab. Dann unterlag er, seine Tiere aber zerissen das Untier. Er schnitt dann aus den sieben Drachenköpfen die sieben Zungen heraus und schlief ein.
Im Schlaf aber wird er vom gottlosen Marschall des Königs ermordet, der dann die Königstochter zur Gemahlin fordert. Die Tiere aber erwecken ihren Meister wieder zum Leben und so kommt er nach einem Jahr wieder zum König, wo ihm die Tiere zu Eintritt mit einer sechsspännigen Kutsche verhelfen. Der böse Marschall wird überführt, der König gibt dem Jäger sein Reich und seine Tochter. Nach der Heirat aber werden der junge König und seine Tiere im Wald von einer alten Hexe in Stein verwandelt.
Der nach Osten gewanderte Bruder kommt zurück, erlöst ihn, die Hexe wird verbrannt.

Der goldene Vogel ist ein Sonnensymbol.
Durch das Essen von Herz und Leber gewinnen die Brüder die Eigenschaften der Sonnen, sie werden zu Sonnensöhnen. Das allmorgendliche erscheinen eines Goldstückes symbolisiert dies.
Nach einer gemeinsamen Zeit trennen sie sich, der eine geht nach Osten, der andere nach Westen. Von dem nach Westen Gewanderten wird weitererzählt.

Es stellt sich die Frage, ob das Märchen nicht vielleicht das Gleiche erzählt wie die Hopi in ihrem Mythos von der Entstehung der vierten Welt. Ein Teil der Überlebenden der Überschwemmung fuhr nach Osten, nach Amerika. Der andere Teil nach Westen, bis zu uns.

Für diese These spricht, dass der Mythos von den beiden Adlerbrüdern ein beherrschendes Motiv in Amerika ist.[20]

Erstaunlich ist auch die Tatsache, dass die Indianer zur Zeit des Kolumbus in den ersten Weissen ihren langersehnten Bruder erhofften, eine Hoffnung, die zu ihrem Untergang beitrug.

Auch in Australien tauchen bei den Aranda die beiden Adlerbrüder kurz auf. Sie spielen aber nur eine vorübergehende Rolle und werden von den Mäusemenschen getötet.[21]

Vielleicht ist das eine Erklärung dafür, dass die Sonnen-Söhne in Australien keinen Fuss gefasst haben.

Etwas nördlich von Australien, in Neuguinea, erzählt die Onimim-Mythe, dass die Vorfahren aus dem Osten gekommen seien. Ein Mann mit einer schwarzen und einer weissen Frau. Die schwarze Frau sei in Neuguinea geblieben, die weisse Frau weiter nach Westen gewandert.[22]

---

[20] C. Lévi-Strauss: Mythologica Bd. IV, Der nackte Mensch II.
Suhrkamp, Frankfurt am Main, 1975
[21] T. G. H. Strehlow: Songs of Central Australia.
Angus and Robertson, Sydney, 1971
[22] J. Roeder: Felsbilder und Vorgeschichte des Mac Cluer Golfes West Guinea.
Hrsg. A. E. Jensen, H. Niggermeyer: Ergebnisse der Frobenius Expedition 1937-1938, Bd. 4
Wittich, Darmstadt, 1959

Nachricht von zwei Brüdern kommt auch aus Polynesien.
Ihre Geschichte soll dies erste Kapitel abschliessen:
Zwei Brüder lebten lange in undurchdringlicher Dunkelheit, dem Schattenreich Awaiki.
Einst hörten sie, dass es irgendwo ein Land des Lichts gäbe.
Seitdem sehnten sie sich danach, dies Land ausfindig zu machen.
Schliesslich bauten sie zwei Boote.
„Überdrüssig der Dunkelheit" und „Schlaflose Nächte" waren ihre Namen.
Die Boote kenterten.

Und die Brüder bauten zwei neue.
„Unveränderliche Absicht" und „Schwanke dahin" waren die Namen der zweiten Boote.
Und wieder scheiterte die Unternehmung.

Und die Brüder bauten ein drittes Mal. Die Boote hiessen
„Fahre hin" und „Fahre her".
Und wieder war die Reise zum Lande des Lichts erfolglos.

Und sie bauten sich zum vierten Mal Boote. Und diesmal rät ein Zimmermann den Mast zu
nennen: „Aufrecht im Himmelslicht".
Und sie folgen seinem Rat und kommen bis in das Land des Lichts.
„Die Sonne leuchtete so hell, dass die Brüder einander erkennen konnten wie nie zuvor.
Und sie dachten nicht mehr an die Rückkehr ins dunkle Land, aus welchem sie gekommen
waren. Sie hielten Ausschau nach einem Ruheplatz und erspähten schliesslich eine
halbversunkene Insel. Aber die Meereswellen waren drohend und die Brandung rollte schwer
gegen das Korallenriff. Doch unerschrocken kämpften die Tapferen und gelangten
wohlbehalten auf die Insel. Da wichen die Wasser, die das Land überschwemmt hatten,
zurück, und die Brüder nahen Besitz von der neuen Heimat und gaben ihr den Namen:
Aitu-Taki, das ist Gottgeführt."[23]

---

[23] R. Berger: Maui überlistet den Feuergott.
Röth, Kassel, 1978

2. Kapitel: Bildliche Symbol Darstellung des Urbildes.

Beginnend mit der Spirale sollen verschiedene Manifestationen des Urbilds dargestellt werden.

1. Die Spirale.

Auf dem amerikanischen Kontinent wird das Symbol der Spirale nicht nur von den Hopi benutzt. Spiralen finden sich auf Bauten in Mexiko, Mittelamerika und auch Peru. Ein Beispielt aus Mexiko stellt die Spirale in den Mittelpunkt einer Abbildung, die den Namen der Stadt Tollan umschreibt. Wie bei den Hopi scheint hier die Spirale als Ortskennzeichen verwandt worden zu sein.[24]

Westlich von Amerika ist die Spirale ein bekanntes Motiv.
Insbesondere die Maori lieben die Spiralmuster, sie tätowieren sie sogar auf die Haut.
Aber auch die anderen Polynesier verwenden häufig Spiralmotive.

In Australien haben die Spiralbilder eindeutig kultische Bedeutung, sie verzieren vor allen Dingen die Schwirrhölzer, mit denen die Ahnen herbeigerufen werden können.[25]

In China waren Opfer und Ritualgefässe der frühen Shang-Periode (zweites Jahrtausend vor Christus) übersät mit Spiralen.[26]

Felsmalereien der Mongolei zeigen Spiralsymbole[27].
Und noch weiter im Norden, in Malta, Sibirien, wurde eine Elfenbeinplatte mit Spiralmuster und zentraler Durchbohrung gefunden – es sind genau sieben Spiralwindungen.[28]

In Indonesien leben die Sima-Sima.
Aber auch in Neuguinea zeigen Felsbilder Spiralsymbole.[29]

Die Spur führt weiter nach Indien, wo grosse, siebenfache Spiralen zum Beispiel einen Tempel aus dem ersten Jahrhundert vor Christus schmücken.[30]
In Babylon finden sich Spiralornamente ebenso[31] wie im alten Ägypten.

---

[24] K. T. Preuss: Die Mexikanische Bilderhandschrift Historia Tolteka-Chichimeca.
Beiträge zur Völkerkunde, Baessler-Archiv, Beiheft IX, Teil 1
Reimer, Berlin, 1937
[25] S. A. Tokarew: Die Religion in der Geschichte der Völker.
Dietz, Berlin, 1978
[26] R. Goepper: China, Korea und Japan.
Schätze der Weltkunst. Bd. 5
Bertelsmann, Gütersloh, 1974
[27] E. Nowgorodowa: Alte Kunst der Mongolei.
Seemann, Leipzig, 1980
[28] R. Drössler: Kunst der Eiszeit.
Koehler und Amelang, Leipzig, 1980
[29] J. Roeder: a. a. O., 1959
[30] J. Auboyer: Indien und Südostasien.
Schätze der Weltkunst. Bd. 5
Bertelsmann, Gütersloh, 1974
[31] K. Kerényi: Labyrinth-Studien.
Albae Vigiliae X.
Rheinverlag, Zürich, 1950

Die schon erwähnten ägyptischen Schicksalsgöttinen haben denselben Namen Mshn.t wie die Göttin der Geburt, deren Symbol eine Doppelspirale ist.

Das Interessante nun ist, dass Fellachenfrauen des heutigen Ägypten während der Schwangerschaft ein Amulett tragen, das neben einer Doppelspirale eine Schnur mit sieben aufgefädelten Bohnen und einem Beutelchen mit siebenerlei Ingredienzien trägt. Das Amulett soll das Kind vor der Geburt und auch nachher beschützen.[32]

Spiralschmuck findet sich weiterhin im Iran[33], der älteste mir bekannte Nachweis einer Spirale stammt aus Hacilar in der Südtürkei aus dem sechsten Jahrtausend vor unserer Zeitrechnung.[34]

Fast einziges Ornament sind die Spiralen auf der griechischen Inselgruppe der Kykladen im dritten Jahrtausend vor Christus.[35]

Kreta, Malta, Norditalien, Spanien und die Kanarischen Inseln waren in dieser Zeit von Menschen besiedelt, die ihre Bauten überwiegend mit Spiralen verzierten.[36]

Die Spur reicht über Gross Britannien weiter zu den German, Polen, Schweden.[37]

Bei den Joruba in Westafrika schliesslich ist die Schnecke, mit ihrem spiralförmigen Haus, das Opfertier von Obatalla, dem Gott des weissen Gewandes.[38]

Aus dem Mittelalter stammt die Spiralabbildung einer Darstellung der Reise eines Pilgers von der Stadt der Zerstörung zur Stadt des Himmels.
Der Pilger muss viele Hindernisse überwinden.
Folgt er aber dem spiralförmigen Weg, so gelangt er unbeschadet zum um die himmlische Stadt gelegenen Fluss des Todes. Bei der Passage über den Fluss scheinen Helfer nötig zu sein: „Evangelists saves Christians". Und dann ist die göttliche Stadt erreicht.[39]

2. Die Wellen – Mäanderform.

Bei den Hopis entspricht der Spirale mit vier Windungen eine Mäanderform mit vier Wellenbergen.
Bemerkenswert ist, dass in Griechenland der Styx, der Fluss über den die Seelen der Toten in den Hades, das Totenreich gelangen, dass dieser Styx neunmal gewunden ist.[40]

---

[32] I. Fuhr: Ein altorientalisches Symbol.
Harrassowitz, Wiesbaden, 1967
[33] I. Fuhr: a. a. O.
[34] G. Garbini: Alte Kulturen des vorderen Orients.
Schätze der Weltkunst, Bd. 2
Bertelsmann, München, 1974
[35] J. Thimme: Kunst und Kultur der Kykladeninseln im 3. Jahrtausend vor Christus.
Müller, Karlsruhe, 1976
[36] J. McMann: Rätsel der Steinzeit – Zauberzeichen und Symbole in den Felsritzungen Alteuropas.
Lübbe, Bergisch-Gladbach, 1980
[37] J. Filip: Enzyklopädisches Handbuch zur Ur- und Frühgeschichte Europas. Bd. 1 und 2
Kohlhammer, Stuttgart, 1966
[38] L. Frobenius: Erlebte Erdteile. Der Geist eines Erdteils.
Monumenta Africana. Der Geist eines Erdteils.
Frankfurter Societäts Druckerei, Frankfurt am Main, 1929
[39] C. G. Jung: a. a. O.
[40] F. C. Endres: a. a. O.

3. Der Kreis.

Es fällt auf, dass im Ausbreitungsgebiet der Spiralmuster viele Grossteinanlagen stehen. Diese Werke der sogenannten Megalithkultur sind in Gross Britannien besonders gehäuft. Man kann dort über neunhundert Steinkreise zählen. Der älteste in New Grange stammt aus dem Jahr 3.300 vor Christus, der jüngste in Sandy Road aus dem Jahre 1.500 vor Christus.

Zur Entstehung weiss eine Sage aus Schottland zu erzählen, dass ein mit Entenfedern geschmückter König den Steinkreis gebaut hat.[41]

Eine Ente mit einem Kreis aber ist ein altägyptisches Zeichen für den Königstitel „Sohn der Sonne".[42]

4. Der Kreis im Kreis

Bei den Hopi entspricht das Bild eines Kreises in einem grösseren Kreis dem Symbol einer zweifachen Spirale.

Die Tibeter wissen von sieben Welten.
Ihr Bild dafür ist ein zentraler Berg, um den sieben Ringe von Ozeanen liegen, getrennt durch sieben Ringe von goldenen Bergen.[43]
Betrachte man dies Bild von der Spitze des Berges aus, so sieht man immer grösser werdende Kreise, die um die Bergspitze angeordnet sind.

Das folgende Bild aus Indien dagegen beschreibt eher eine spiralförmige Bewegung:
„Als der Ozean auf den zentralen Berg fiel, floss er viermal um den Berg.
Dann teilte er sich in die vier grossen Flüsse und formte die vier grossen Seen."[44]

Ein Felsbild bestehend aus vier umeinanderliegenden Kreisen mit einem vom zentralen Kreis ausgehenden Kreuz findet sich in Neuguinea.[45]

Ein typisches Muster auf einem Rindenschurz aus Ceram, Ostindonesien, zeigt vier umeinanderliegende Kreise mit einem vom äusseren Kreis ausgehenden Kreuz.
Dies Kreuz ist nun in jedem Arm wieder in vier kleine Kreise unterteilt, der jeweils letzte kleine Kreis ist durch einen grösseren Halbkreis von den anderen abgesetzt. Zwischen den Armen des Kreuzes aber finden sich vier sternchenförmige Kreise mit einem kleineren Kreuz.[46]
Ebenfalls in Neuguinea zeigt ein Felsbild auch einen Kreis mit einer darinliegenden Raute, von deren Ecken jeweils die Arme eines Kreuzes ausgehen.[47]

---

[41] A. Burl: The Stone Circles of the British Isles.
Yale University Press, New Haven, 1976
[42] H. Ziock: Ägypten.
Schröder, Bonn, 1965
[43] W. Y. Evans-Wentz: Das tibetanische Totenbuch.
Walter, Freiburg, 1971
[44] B. C. Olschak, G. T. Wangyal: Mystic Art of Ancient Tibet. S. 10
Allen and Unwin, London, 1973
[45] J. Röder: a. a. O, 1959
[46] M. Samuel: Schöpfungsmythik ostindonesischer Ethnien.
Pharos – Schwabe, Basel, 1971
[47] J. Röder: a. a. O., 1959

Nimmt man an, dass die Raute ebenso wie der Kreis ein Weltsymbol sein kann,[48] so findet man dies:
In Peru ebenso wie in China gab es das Bild der vierfachen Raute, über deren Spitze ein Kreuz gelegt ist.[49]
Dieses Symbol findet man aber auch am anderen Ende des Ausbreitungsgebietes der Spirale, in Marokko, bei den Berbern.[50]
Zum Schluss soll noch auf das geheime Wissen des Mittelalters hingewiesen werden.
Die sieben aufeinanderfolgenden Planetensphären ergaben das Bild von sieben ineinanderliegenden Kreisen. Dies Symbol fand auch Anwendung in mystischen Anschauungsbildern, wie sie die Rosenkreuzer verwandten.[51]

5. Der siebenarmige Leuchter.

Für Philo von Alexandria, geboren 30 Jahre vor Christus, war der siebenarmige Leuchter selbstverständlich ein Abbild der sieben Planeten.
Das zentrale Licht symbolisierte den vierten Planeten, die Sonne, die die anderen beleuchtet.
Aber dies Symbol ist älter.
Der Lebensbaum ist ein Motiv, das bei den verschiedensten Völkern auftaucht.
Eine bildliche Darstellung ist schon im Jahre 2.300 vor Christus in Susa nachweisbar.[52]

In späteren Darstellungen aus dem Nahen Osten sieht man den Zusammenhang zwischen dem siebenblättrigen Baum und der Anbetung Gottes:
Die Gottheit wird hier symbolisiert durch eine geflügelte Sonne.[53]
Eine hettitische Darstellung zeigt einen siebenfach unterteilten Baumstamm, darüber eine siebenblättrige Palmette, darüber die Flügel-Sonne mit zentraler achtblättriger Rosette und einem Kernkreis als Neuntem.[54]

6. Das Achteck.

Auch diese Achter-Rosette ist ein uraltes Element der Überlieferung.
In Mesopotamien ist es schon in der Mitte des zweiten Jahrtausend vor Christus nachweisbar.[55]
In späterer Zeit, 850 vor Christus, wird der achtstrahlige Stern Symbol der Göttin Istar, die wir schon von ihrer Reise in sieben Etappen kennen.[56]
Im alten Ägypten wird eine Achter-Rosette mit zentralem Kreis das Zeichen für eine Lotus-Blüte. Der Lotus aber gilt als Erscheinungsform einer Ur- und Schöpfergottheit. Sie heisst „Nefertem", das ist „Vollkommen an Sein und Nichtsein."[57]

---

[48] G. Hentze: Tod, Auferstehung, Weltordnung.
Origo, Zürich, 1955
[49] G. Hentze: a. a. O.
[50] H. Helfritz: Berberburgen und Königsstädte des Islam.
Du Mont Schauberg, Köln, 1970
[51] J. D. A. Eckhardt: Geheime Figuren der Rosenkreuzer aus dem 16ten und 17ten Jahrhundert.
Heroldsche Buchhandlung, Altona, 19785
[52] L.Yarden: The Tree of Light.
Horovitz Publishing Co., London, 1971
[53] I. Fuhr: a. a. O.
[54] L. Yarden: a. a. O.
[55] I. Fuhr: a. a. O.
[56] I. Fuhr: a. a. O.
[57] J. Settgast: Tutanchamun. Katalog des Kestner Museum, Hannover.

Parallel dazu existierte folgende frühe religiöse Vorstellung:
Seit Urzeiten existiert ein bewusstes Prinzip, der Gott Atum, dessen Name „Der Ganze",
„Der Vollständige" bedeutet. Von diesem Gott leiten sich acht Götter ab. Die Gesamtheit
bildet eine „Neunheit", psedjet.[58]
Der Mythos, dass sich die Sonne über einer Lotusblüte entfaltet, fand seine bildliche
Darstellung in einer Figur des Kopfes von Tutenchamum auf einer Lotusblüte. Der Pharao
wurde dem Sonnengott somit gleichgesetzt.[59]
Eine andere Vorstellung spricht von einem Hügel, der „Insel der Flamme", die zusammen mit
acht Göttern aus den Urgewässern auftaucht.[60]

    7. Das Sonnenschiff.

In Neuguinea findet sich ein Felsbild, das einen achtstrahligen Kreis auf einer
Schiffszeichnung zeigt.[61] Daneben finden sich Abbildungen von Booten mit Ruder und Segel.

In Ägypten kennt man das Bild des Sonnenschiffes auch:
Wenn der Gott Re in seiner Barke das Himmelsmeer überquert, steigt die Sonne am
Firmament auf.[62]

Ein Kreuz im Kreis als Mast findet man auch auf schwedischen Felsritzungen als
Sonnensymbol.[63]

Frühe ägyptische Schiffsdarstellungen zeigen Schilfboote.
Aufgrund solcher Zeichnungen hat in unserem Jahrhundert Thor Heyerdahl sein
hochseetüchtiges Schilfboot gebaut.[64]

Nach Meinung Heyerdahls konnten Menschen schon vor Jahrtausenden mit solchen
Schilfbooten die Meer befahren, in Ägypten, Mesopotamien genauso wie in Amerika.

Nach Meinung der Hopis sind die Überlebenden der Flutkatastrophe auf Schilfbooten gerettet
worden.

Im christlichen Glauben erinnert die Arche an die Sintflut und die Errettung einiger
Menschen.
Und wie Gott die Insassen der Arche gerettet hat, so wird die Kirche Christi die Menschen
retten.
Symbolisiert wird dieser Glaube durch das im Meer umhergeworfene Schiff der Kirche, das
mit dem Kreuz Christi als Mast die Gefahren überstehen kann.
In den frühesten christlichen Schiffsdarstellungen des dritten Jahrhunderts nach Christus
symbolisierte das Schiff die Lebensfahrt der Verstorbenen zum Hafen der Ewigkeit. Die Seele
der Toten wird durch eine im Boot sitzende Taube angedeutet, der Mast ist das Kreuz.
Gelenkt wird das Schiff durch das „Wort" Gottes, durch Christus, den Steuermann des
Heils.[65]

Zabern, Mainz, 1980
[58] P. Grimal: Mythen der Völker, Bd. 1
Fischer, Frankfurt am Main, 1967
[59] J. Settgast: a. a. O.
[60] P. Grimal: a. a. O.
[61] J. Röder: a. a. O., 1959
[62] P. Grimal: a. a. O.
[63] J. Filip: a. a. O.
[64] T. Heyerdahl: Early Man and the Ocean.
Doubleday, Garden City New York, 1979

3. Kapitel: Das Urbild im Ritus.

In England, Irland, Schottland, Holland und Deutschland ist bei den Kindern ein Hüpfspiel verbreitet. In Deutschland heisst es „Paradieshüpfen" oder „Himmelshüpfen", in Holland auch „Hinkekasten". Durch eine umfassende nationale Fragebogenerhebung wurde in Holland nach Formen der Hüpffigur gefragt.[66]
Dabei stellte sich folgendes heraus:
Die fast überall bekannte, zum Teil aber nicht mehr verwandte Form der Hüpffigur ist eine Spirale. Diese Spirale ist in acht Fächer unterteilt, im Zentrum befindet sich als Ziel das neunte Fach, ein Kreis.
Das Spiel besteht aus Hüpfen von einem Fach zum anderen bis zum Zentrum.
Dieses Ziel hat verschiedene Namen: „Ruhe", „Tod", „Hölle", „Himmel".
In einer variierten Form muss der Hüpfende einen kleinen Stein, den „Hinkelblock" oder „Hinkelsteen" in das Ziel befördern.
Nach einer Ruhezeit im Ziel geht der Weg dann wieder zurück.
Neben der Spiralfigur, die von Kindern nur schwer auf den Boden gezeichnet werden kann, existieren einfachere Hüpffiguren.
Die einfachste Form ist ein Quadrat, in acht Fächer unterteilt, mit einem zentralen Kreis.
Eine ähnliche Form besteht aus einem Kreis, in acht Fächer unterteilt, mit einem zentralen Kreis. Dieser Kreis mit acht „Fächern" ist auch in der Volkskunst als Lebenssymbol verbreitet.
Eine weitere, neuere Figur besteht aus einem in acht Fächer unterteiltem Rechteck, an desser einer schmalen Seite das Ziel als Halbkreis angesetzt ist.

Aus der Überlieferung der Antike sind rituelle Handlungen bekannt, die in Zusammenhang mit dem Urbild stehen:
Vor dem Pharao Ägyptens, vor der Königin Ugarits und vor Esau, dem Bruder Jacobs im Alten Testament, wurde ein siebenfacher Kniefall als Zeichen vollkommener Unterwerfung vollzogen.[67]
Im Opferdienst vor Gott wurden gewisse Riten siebenmal ausgeführt, bestimmte Geräte sind in siebenfacher Ausführung vorhanden.
Sieben Tage lang wurde Jericho belagert, den genauen Ablauf mag das Zitat zeigen:
„Und Josua machte sich früh am Morgen auf,
und die Priester trugen die Lade des Herrn.
So trugen die sieben Priester sieben Posaunen
vor der Lade des Herrn her und bliesen immerfort die Posaunen;
und die Kriegsleute gingen vor ihnen her,
und das übrige Volk folgte der Lade des Herrn,
und man blies immerfort die Posaunen.
Am zweiten Tage gingen sie auch einmal um die Stadt und kamen zurück ins Lager.
So taten sie sechs Tage.
Am siebenten Tage aber, als die Morgenröte aufging,
machten sie sich früh auf und zogen in derselben Weise
sieben Mal um die Stadt;
nur an diesem Tage zogen sie sieben Mal um die Stadt.

---

[65] E. Kirschbaum: Lexikon der christlichen Ikonographie, Bd. 4
Herder, Rom, 1972
[66] J. de Vries: Untersuchung über das Hüpfspiel. Kinderspiel – Kulttanz.
F. F. Communications No. 173.
Academia Scientiarium Fennica, Helsinki, 1957
[67] G. Sauer: a. a. O.

Und beim siebenten Mal,
als die Priester die Posaunen bliesen,
sprach Josua zum Volk (...)
Da erhob das Volk ein Kriegsgeschrei und man blies die Posaunen.
Und als das Volk den Hall der Posaunen hörte, erhob es ein grosses Kriegsgeschrei.
Da fiel die Mauer um."[68]

---

[68] Josua 6, 12-20

4. Kapitel: Das Urbild im Christentum.

Teil A:
Beginnend vom Alten Testament soll der Nachweis verschiedener Bilder des Urbildes geführt werden.

1. Zahlenreihen im Alten Testament.

Wie in Ugarit, Kanaan sind auch in der Literatur Israels Zahlensprüche und Zahlenreihen bekannt. Die Zahlenfolge Eins/Zwei zeigt sich in folgendem Zahlenspruch:
„Denn durch Eines redet Gott,
und durch Zwei, wahrlich man achtet es:
Durch einen Traum, ein Gesicht bei Nacht,
bei einem Schlummer auf dem Lager"[69]

Neben Zahlenreihen mit Drei/Vier Untaten sind auch zwei Reihen mit Sechs/Sieben Elementen nachweisbar:
„In sechs Nöten wird er dich erretten,
und in sieben wird dich kein Übel rühren:
In Hungersnot wird er dich bewahren vorm Tod
und im Krieg vor der Schärfe des Schwerts.
Vor der Geissel der Verleumdung wirst du verborgen sein,
und nicht musst du dich fürchten vor dem Verderben, wenn es kommt.
In Verderben und Hunger wirst du lachen,
und vor den wilden Tieren des Landes brauchst du dich nicht zu fürchten."[70]

„Sechs Dinge sind es, die Jahwe hasst,
und sieben sind ihm ein Greuel:
Hochmut der Augen, lügnerische Zunge,
Hände, die unschuldig Blut vergiessen,
ein Herz, das mit nichtigen Gedanken sich befasst,
Füsse, die sich beeilen, nach Bösem zu laufen,
ein falscher Zeuge, der Lügen spricht,
und wer Streit unter Brüder bringt."[71]

2. Träume und Traumdeutungen bei Daniel im Alten Testament.

Die herausragende Eigenschaft Daniels war, dass er sich auf „Gesichte und Träume jeder Art" verstand.[72]
Der erste Traum wurde vom König Babylons, Nebukadnezar, geträumt. Daniel sah den gleichen Traum „durch ein Gesicht in der Nacht."[73]
„Du, König, hattest einen Traum,
und siehe, ein grosses und hell glänzendes Bild
stand vor dir, das war schrecklich anzusehen.

---

[69] Hiob 33, 14f.
[70] Hiob 5, 19-22
[71] Sprüche 6, 16-19
[72] Daniel 1, 17
[73] Daniel 2, 19

Das Haupt dieses Bildes war von feinem Gold,
seine Brust und seine Arme waren von Silber,
sein Bauch und seine Lenden waren von Kupfer,
seine Schenkel waren von Eisen,
seine Füsse waren teils von Eisen und teils von Ton."[74]

Daniel deutet das Bild als Zeichen für fünf aufeinanderfolgende Königreiche.
Der Grieche Hesiod überliefert ein ähnliches Bild von der Aufeinanderfolge eines goldenen, silbernen, bronzenen und eisernen Zeitalters.[75]

Ein zweiter Traum Daniels zeigt nun vier Königreiche.
Das vierte verändert sich und ähnelt dadurch in seiner zweiten Hälfte dem Reich aus Eisen und Ton:
„Und vier grosse Tiere stiegen herauf aus dem Meer,
ein jedes anders als das andere.
Das erste war wie ein Löwe und hatte Flügel wie ein Adler.
Ich sah, wie ihm die Flügel genommen wurden.
Und es wurde von der Erde aufgehoben und auf zwei Füsse gestellt wie ein Mensch, und es wurde ihm ein menschliches Herz gegeben.
Und siehe ein anderes Tier, das zweite, war gleich einem Bären
und war auf der einen Seite aufgerichtet und hatte in seinem Maul zwischen seinen Zähnen drei Rippen. Und man sprach zu ihm: Steh auf und friss viel Fleisch!
Danach sah ich, und siehe, ein anderes Tier, gleich einem Panther,
das hatte vier Flügel wie ein Vogel auf seinem Rücken, und das Tier hatte vier Köpfe, und ihm ward grosse Macht gegegen.
Danach sah ich in diesem Gesicht in der Nacht, und siehe, ein viertes Tier war furchtbar und schrecklich und sehr stark und hatte grosse eiserne Zähne, frass um sich und zermalmte, und was übrigblieb zertrat es mit seinen Füssen. Es war auch ganz anders als die vorigen Tiere und hatte zehn Hörner. Als ich aber auf die Hörner acht gab, siehe, da brach ein anderes kleines Horn zwischen ihnen hervor, vor dem drei der vorigen Hörner ausgerissen wurden.
Und siehe, das Horn hatte Augen wie Menschenaugen und ein Maul, das redete grosse Dinge.
Ich sah, wie Throne aufgestellt wurden, und einer, der uralt war, setzte sich.
Sein Kleid war weiss wie Schnee und das Haar auf seinem Haupt rein wie Wolle;
Feuerflammen waren sein Thron und dessen Räder loderndes Feuer.
Und von ihm ging aus ein langer feuriger Strahl.
Tausendmal Tausende dienten ihm, und zehntausendmal Zehntausende standen vor ihm.
Das Gericht wurde gehalten, und die Bücher wurden aufgetan.
Ich merkte auf um der grossen Reden willen, die das Horn redete, und ich sah, wie das Tier getötet wurde und sein Leib umkam und ins Feuer geworfen wurde.
Und mit der Macht der anderen Tiere war es auch aus; denn es war ihnen Zeit und Stunde bestimmt, wie lang ein jedes leben sollte.
Ich sah in diesem Gesicht in der Nacht,
und siehe,
es kam mit den Wolken des Himmels wie eines Menschen Sohn und gelangte zu dem, der uralt war, und wurde vor ihn gebracht.
Der gab ihm Macht, Ehre und Reich, dass ihm alle Völker und Leute aus so vielen verschiedenen Sprachen dienen sollten. Seine Macht ist ewig und vergeht nicht, und sein Recht hat kein Ende."[76]

---

[74] Daniel 2, 31-33
[75] P. Walcot: Hesiod and the Near East.
Cardiff, University of Wales Press, 1966

Zur Abfolge der vier Tiere, die vier Königreiche bedeuten, und der Vision des Reiches vom Menschen Sohn kommt noch eine Zeitangabe:
Von dem Beginn der Herrschaft des letzten Königs des vierten Reiches (Horn mit Menschenaugen) bis zu dessen Vernichtung dauert es „eine Zeit und zwei Zeiten und eine halbe Zeit"[77]
Dieser Hinweis ermöglicht eine zeitliche Einordnung der Vision.
Im letzten Kapitel hört Daniel nämlich, dass es bis zur Zeit des Gerichtes und der Auferstehung „eine Zeit und zwei Zeiten und eine halbe Zeit" währen soll.[78]
Daniel stellt sich selbst also in das vierte Königreich, kurz vor Beginn des letzten Königs.
Setzen wir für den Begriff „Reich" das Wort „Zeitalter" oder „Zeit", so steht Daniel in der Mitte der vierten Zeit. Bis zum Reich Gottes dauert es noch eine halbe und drei Zeiten.
Diese Möglichkeit der Deutung von Reich als Zeitalter wird durch einen anderen Traum Nebukadnezars wahrscheinlich:
„Siehe,
es stand ein Baum in der Mitte der Erde, der war sehr hoch.
Und er wurde gross und mächtig, und seine Höhe reichte bis an den Himmel, und er war zu sehen bis an das Ende der ganzen Erde.
Sein Laub war dicht und seine Frucht reichlich, und er gab Nahrung für alle.
Alle Tiere des Feldes fanden Schatten unter ihm, und die Vögel des Himmels sassen auf seinen Ästen, und alles Fleisch nährte sich von ihm.
Und ich sah ein Gesicht auf meinem Bett, und siehe,
ein heiliger Wächter fuhr vom Himmel herab.
Der rief laut und sprach:
Haut den Baum um und schlagt ihm die Äste weg,
streift ihm das Laub ab und zerstreut seine Frucht,
dass die Tiere, die unter ihm liegen, weglaufen und die Vögel von seinen Zweigen fliehen.
Doch lasst den Stock mit seinen Wurzeln in der Erde bleiben;
er soll in eisernen und ehernen Ketten auf dem Felde im Grase liegen und unter dem Tau des Himmels liegen und nass werden und soll sein Teil haben mit den Tieren am Gras auf der Erde. Und das menschliche Herz soll von ihm genommen und ein tierisches Herz ihm gegeben werden, und sieben Zeiten sollen über ihn hingehen."[79]

Dieser Baum scheint gleich dem Lebensbaum zu sein.
Doch dann zeigt sich, dass er ein menschliches Herz hat.
Er könnte also auch gleich dem Menschengeschlecht sein.
Dieses Menschengeschlecht wird durch den König Nebukadnezar symbolisiert.
Der ist mächtig und stolz und als er sagt:
„Das ist das grosse Babel, das ich erbaut habe zur Königsstadt durch meine grosse Macht zur Ehren meiner Herrlichkeit"[80] wird er verflucht.
Dies scheint mir zu symbolisieren, dass die Menschen, die sich höher stellten als Gott, sieben Zeiten der Prüfung und des Leids durchstehen müssen, bis ihnen der Verstand wiederkommt:
„Nach dieser Zeit hob ich, Nebukadnezar, meine Augen zum Himmel und mein Verstand kam wieder, und ich lobte den Höchsten (...) denn all sein Tun ist Wahrheit, und seine Wege sind recht."[81]

---

[76] Daniel 7, 3-14
[77] Daniel 7, 25
[78] Daniel 12, 7
[79] Daniel 4, 7-13
[80] Daniel 4, 27
[81] Daniel 4, 31-34

3. Von den zwei Wegen Gottes.

In der Bergpredigt heisst es:
„Gehet ein durch die enge Pforte.
Denn die Pforte ist weit, und der Weg ist breit,
der zur Verdammnis führt, und ihrer sind viele, die darauf wandeln.
Und die Pforte ist eng, und der Weg ist schmal,
der zum Leben führt, und wenige sind ihrer, die ihn finden."[82]

An einer anderen Stelle lehrt Jesus:
„Ringet danach, dass ihr durch die enge Pforte eingehet;
denn viele werden, das sage ich euch, danach trachten,
wie sie hineinkommen, und werden es nicht können."[83]

4. Die Offenbarung des Johannes.

Die Offenbarung des Johannes soll der Bericht eines Traumes sein.
Wie Daniel sieht Johannes Bilder, deren Bedeutung ihm zum Teil erklärt wird.
Eine Analyse der Struktur zeigt, dass der Text aus acht unterschiedlichen, in sich
abgeschlossenen Teilen besteht:

1. Teil.
Das Kapitel 1 enthält den Gruss an die sieben Gemeinden und die Vision Christi.
Mitten unter sieben goldenen Leuchtern ist des Menschen Sohn, sein Angesicht leuchtet wie
die Sonne und seine Füsse sind gleichwie goldenes Erz, das im Ofen glüht. In seiner Hand
leuchten sieben Sterne. Und Jesus stellt sich vor und erklärt das Geheimnis der sieben Sterne
und der sieben goldenen Leuchter:
„Die sieben Sterne sind Engel der sieben Gemeinden und die sieben Leuchter sind die sieben
Gemeinden.

2. Teil.
Das Kapitel 2 gibt die Sendschreiben an die ersten vier Gemeinden wieder, das dritten Kapitel
die Botschaften an die übrigen drei Gemeinden. Nach den Worten an die sieben Gemeinden
sieht Johannes in den Himmel. Den Thron Gottes und sieben Fackeln mit Feuer vor dem
Thron, welches sind die sieben Geister Gottes, sieht er im vierten Kapitel. Das fünfte Kapitel
zeigt in der Hand Gottes ein Buch mit sieben Siegeln. Und dies Buch wird dem Lamm mit
sieben Hörnern und sieben Augen, das sind die sieben Geister Gottes, gesandt in alle Lande,
gegeben.
Dem irdischen Geschehen der Kritik, Mahnung und Ermutigung der sieben Gemeinden wird
die himmlische Vision gegenübergestellt. In ihr wird das Bild der sieben Gemeinden
erweitert. Waren die sieben Leuchter Symbol der sieben Gemeinden, so sind jetzt sieben
Fackeln mit Feuer Zeichen der sieben Geister Gottes, die gesandt sind in alle Lande. Die
örtliche Begrenzung auf sieben Gemeinden in Kleinasien wird aufgehoben, die sieben Geister
sind für alle Lande zuständig.

---

[82] Matthäus 7, 13-14
[83] Matthäus 18, 3

3. Teil.

Im sechsten Kapitel eröffnet das Lamm die ersten sechs Siegel des Buches. Die ersten vier Siegel sind von den übrigen deutlich unterschieden. Nach ihrer Eröffnung ertönt es wie mit einer Donnerstimme „Komm" und es erscheint jeweils ein Pferd mit Reiter:

Der erste Reiter sitzt auf einem weissen Pferd, und ihm war gegeben eine Krone und er zog aus sieghaft.

Der zweite Reiter folgt auf einem feuerroten Pferd, und ihm ward gegeben, den Frieden zu nehmen von der Erde und dass sie untereinander erwürgten.

Der dritte Reiter sitzt auf einem schwarzen Pferd und hält eine Waage in der Hand.

Das vierte Pferd aber ist fahl und es trägt den Tod als Reiter und die Höllle folgt ihm nach.

Die Eröffnung des fünften und sechsten Siegels zeigt die Märtyrer und den Zorn des Lamms, Erdbeben und Sonnenfinsternis.

Im siebten Kapitel werden die Auserwählten Gottes gezeigt und im achten Kapitel folgt dann die Eröffnung des siebten Siegels. Und ein Engel schüttet vom Altar Gottes Feuer auf die Erde und es geschahen Donner, Stimmen, Blitze und Erdbeben.

4. Teil.

Sieben Engel mit sieben Posaunen werden gezeigt.

Der erste Engel posaunte und ein Drittel der Erde verbrennt.

Der zweite Engel posaunte und es fuhr ein grosser Berg mit Feuer brennend ins Meer.

Der dritte Engel posaunte und es fiel ein grosser Stern vom Himmel und viele Menschen starben von den Wassern.

Der vierte Engel posaunte und die Erde wurde verfinstert.

Und wieder sind die letzten drei Engel deutlich von den ersten vier abgesetzt:

Ein Adler fliegt durch die Mitte des Himmels und ruft:

„Weh, Weh, Weh, denen die auf Erden wohnen, um der andern Posaunen willen der drei Engel, die nun ihre Stimme erheben sollen."

Im neunten Kapitel posaunt der fünfte Engel und ein Stern fällt vom Himmel auf die Erde. Der öffnet den Brunnen des Abgrunds und Rauch steigt heraus.

Und aus dem Rauch kommen Heuschrecken, die die Menschen quälen.

Im Gegensatz zu den ersten vier Posaunen, die in der Vergangenheitsform beschrieben wurden, wird hier von Zukünftigem geredet:

„Und in jenen Tagen werden die Menschen den Tod suchen und nicht finden, werden begehren zu sterben und der Tod wird von ihnen fliehen."

Und die Posaune des sechsten Engels beschwört gepanzerte Reiter herauf, deren Pferde mit Feuer, Rauch und Schwefel töten.

Im zehnten Kapitel sieht Johannes wieder eine Gestalt mit einem Antlitz wie die Sonne und Füssen wie Feuersäulen. Der schreit mit grosser Stimme und sieben Donner rufen mit ihm.

Und dieser Engel schwört „bei dem, der da lebt von Ewigkeit zu Ewigkeit, der den Himmel geschaffen hat und was darinnen ist, und die Erde und was darinnen ist, und das Meer und was darinnen ist, dass hinfort keine Zeite mehr sein soll, sondern in den Tagen der Stimme des siebenten Engels, wenn er posaunen wird, dann ist vollendet das Geheimnis Gottes, wie er verkündigt hat seinen Knechten, den Propheten."

Im elften Kapitel werden zwei Märtyrer beschrieben, die zur Zeit der sechsten Posaune Gott bezeugen. Und dann posaunte der siebte Engel und es erhoben sich Stimmen im Himmel:

„Es sind die Reiche der Welt unseres Herrn und seines Christus geworden, und er wird regieren von Ewigkeit zu Ewigkeit." Und der Tempel Gottes wird aufgetan und es geschehen Blitze, Stimmen, Donner, Erdbeben und grosser Hagel.

Nach diesen Katastrophen, die denen nach der Eröffnung des siebten Siegels gleich sind, folgt am Ende des vierten Teils ein Einschub.

Diese Vision, das zwölfte Kapitel, zeigt eine schwangere Frau, mit der Sonne bekleidet. Trotz der Bedrohung durch einen grossen Drachen mit sieben Häuptern und zehn Hörnern, der ihr Kind fressen will, gebar sie einen Sohn, ein Knäblein, der alle Völker sollte weiden mit eisernem Stabe. Und ihr Kind war entrückt zu Gott und zu seinem Thron. Und der Drache, der als Teufel und Satan und Luzifer kenntlich gemacht wird, verfolgt das Weib, die das Knäblein geboren hat.

Und die Frau flieht in die Wüste, „wo sie ernähret würde eine Zeit und zwei Zeiten und eine halbe Zeit."

Diese Frau scheint Maria zu sein, ihr Sohn Chritus, der Menschensohn, nach seinem Tode entrückt zu Gott.

Diese Frau wird in dieselbe Zeit gestellt wie Daniel.

Bei ihm findet sich nämlich dieselbe Zeitangabe „eine Zeit und zwei Zeiten und eine halbe Zeit" bis zur Zeit des Gerichtes und der Auferstehung.

Nach dem vierten Teil der Offenbarung folgt also eine Zeitangabe, die diese vierte Etappe in den Ablauf von sieben Zeiten einordnet.

Der vierte Teil steht wie die vierte Gemeinde, der vierte Reiter, die vierte Posaune und das vierte Tier Daniels für das vierte Reich, vierte Zeitalter, in dem Daniel und Maria leben.

5. Teil.

Das dreizehnte Kapitel malt das Bild des grossen Drachen, der alten Schlange, des Satan weiter aus. Neben einem Tier mit zehn Hörnern und sieben Häuptern steht ein Tier mit zwei Hörnern wie ein Lamm, das redet wie ein Drache.

Ihnen gegenüber steht im vierzehnten Kapitel das Symbol Christi, das Lamm, der Menschen Sohn, der gekommen ist, Gericht zu halten.

6. Teil.

Im fünfzehnten Kapitel erscheinen sieben Engel mit sieben goldenen Schalen voll vom Zorn Gottes. Im sechszehnten Kapitel giessen sie die Schalen über die Erde.

Nach der siebten Schale geschehen wie nach der siebten Posaune und dem siebten Siegel Blitze, Stimmen, Donner, Erdbeben und Hagel.

7. Teil.

Im siebzehnten Kapitel schliesslich wird das Bild Babylons gezeichnet.

Die grosse Hure, die an vielen Wassern sitzt, mit welcher Unzucht getrieben haben die Könige der Erde. Sie sitzt auf einem Tier mit sieben Häuptern und zehn Hörnern. Die sieben Häupter werden als sieben Berge gedeutet, auf welchen das Weib sitzt und sind sieben Könige. Die Wasser sind Völker, Scharen, Heiden und Sprachen, und das Weib ist die grosse Stadt, die Herrschaft hat über die Könige der Erde.

Im achtzehnten Kapitel wird diese Stadt zerstört und vernichtet.

8. Teil.

Nun ist das Ziel erreicht und die Stimmen sprechen im neunzehnten Kapitel:

„Halleluja, denn der Herr, unser Gott, der Allmächtige hat das Reich eingenommen. Lasset uns freuen und fröhlich sein und ihm die Ehre geben, denn die Hochzeit des Lammes ist gekommen und seine Braut hat sich bereitet."

„Das Wort Gottes" reitet auf einem weissen Pferd herbei und hält Gericht. (Kapitel zwanzig).

Und ein neuer Himmel und eine neue Erde entsteht und eine neue Stadt, das Reich Gottes auf Erden. Diese Stadt ist die Braut des Lamms. Und sie „hat keine Tempel darin; denn der Herr, der allmächtige Gott ist ihr Tempel und das Lamm. Und die Stadt bedarf keiner Sonne noch des Mondes, die ihr scheinen; denn die Herrlichkeit Gottes erleuchtet sie und ihre Leuchte ist das Lamm." (Kapitel 21)

Im abschliessenden Kapitel zweiundzwanzig wird Johannes noch das lebendige Wasser und der Baum des Lebens gezeigt. Und Jesus sagt: „Und wer will, der nehme das Wasser des Lebens umsonst."

5. Die gnostische Mystik.
Ergänzt wird die Bildersprache der Offenbarung durch die Vorstellungen der frühchristlichen Gnostiker.
Diese ordneten den sieben niederen Himmeln sieben dämonische Geister zu.
Diese gelten als Führer des Materiellen, untergeordnet einer höheren Göttergestalt: „Mater", auch Jungfrau oder Leviathan genannt.
Bei anderen Gnostikern ist diese Person männlich gedacht, „Meister der Finsternis", Herrscher über die sieben Verführer der Menschen.[84]

6. Dantes Divina Comedia als Beispiel mittelalterlicher Mystik.
Der 1265 in Florenz geborene Dichter schuf als Ausdruck mittelalterlichen Glaubens die noch heute berühmte göttliche Komedie. Diese Werk ist formal und inhaltlich von Zahlen geprägt. Es schildert den Weg durch Hölle, Reinigungsberg und Himmel zu Gott.

Ein unmittelbares Vorbild Dantes scheint der Mystiker Bonaventura gewesen zu sein.
Dieser schrieb, dass der Mensch durch die siebenfachen Eigenschaften alles Geschaffenen wie durch eine siebenfache Spur zur Erkenntnis der Weisheit, Macht und Güte des Schöpfers geführt wird.
Dieser Weg zu Gott wird umschrieben als siebenstufige „scala ad ascendum in Deum", Treppe des Aufstiegs zu Gott.

Eine andere Wurzel des Denkens von Dante ist die Gematria, die Zuordnung einer Zahl zu jedem Buchstaben. Der Zahlenwert des griechischen Buchstaben Theta beträgt Neun.
Neun steht also für Theta, und Theta ist der Anfangsbuchstabe des Wortes Theos gleich Gott.
Die Umschreibungen Gottes werden von Dante in formalen Zusammenhang mit der Zahl Neun gestellt.

Das Gesamtwerk besteht aus einhundert Gesängen,
vierunddreissig bilden das Inferno,
je dreiunddreissig beschreiben den Läuterungsberg und die Paradiese.

Die Hölle besteht aus neun ineinanderliedenden, immer tiefer führenden Kreisen. Nach dem siebten Kreis erfolgt ein besonders tiefer Abstieg zum achten Kreis, im neunten Ring der Hölle, dem Zentrum, steckt Luzifer.

Der Läuterungsberg wird durch sieben Läuterungsstufen ringartig umgeben, auf seinem Gipfel befindet sich die achte Stufe, das irdische Paradies.

Die Paradiese bestehen aus acht Himmeln,
Mond – Merkur – Venus – Sonne – Mars – Jupiter – Saturn – Fixsternhimmel.
Die wichtigste Person des vierten Himmels, des Sonnen-Himmels, ist Christus.
Er wird in der Beschreibung des vierten Himmels siebenmal genannt, eine Umschreibung ist „Sonne der Gerechtigkeit".

---

[84] F. C. Endres: a. a. O.

Der Übergang vom siebten zum achten Himmel ist besonders markiert, der achte Himmel gilt als die oberste und vollkomenste Stufe der geschaffenen Welt.
Der neunte Himmel enthält das primum mobile.
Er wird mit dreihunderdreiunddreissig Versen beschrieben, Quersumme neun.
Der Mittelpunkt des neunten Himmels liegt in der Mitte von neun umgrenzten Versen, die die mittleren drei von neun Engelscharen beschreiben.
Dies Zentrum der Welt zeigt also auch den Aufbau umeinanderliegender Kreise, der das ganze Werk bestimmt hat.
Als letztes kommt der Wanderer in das Empyreum, den zehnten Himmel, den Ort der mystischen Kontemplation. Dort sieht er alle Seelen in einer Himmelsrose angeordnet.[85]

7. Die Himmelsrose.
Das Zentrum bildet das ewige Licht.
Um dies herum sind alle die bis dahin in geschiedenen Himmeln geschauten Geschöpfe Gottes zu einer Rose des Lichts angeordnet.[86]

Teil B.
Ausgehend vom Symbol des Kreuzes soll auf Übereinstimmungen zwischen dem Urbild und christlichen Vorstellugen hingewiesen werden.

1. Das Kreuz.
Das Bild des Kreuzes kann als Zeichen Christi mehrere Bedeutungen haben.
Meist steht es als Symbol für die Kreuzigung.
Die Darstellung des Gekreuzigten betont diese Bedeutung.
Das Kreuz steht aber auch für die Sünden, das Leid dieser Welt.
Jesus nimmt das Kreuz auf sich und trägt es.
Und gerade dies macht ihn zum Herrn der Welt.
Und auch dies scheinen manche Kreuzesdarstellungen auszusagen:
Jesus, der Herrscher der Welt,
wird in einem Kreis im Zentrum des Kreuzes, wie im Zentrum der Welt abgebildet.
Eine solche Kreuzdarstellung findet sich in der Zeit Karl des Grossen.[87]
Eine zweite aus dem zwölften Jahrhundert zeigt sich in Georgien.[88]

2. Das Doppelkreuz.
Zwischen den Armes des Kreuzes aus Georgien finden sich vier Edelsteine.
Ein karolingischer Buchdeckel mit einem zentralen Edelstein zeigt vier im Kreuz befindliche Edelsteine, die zusammen mit den vier zwischen dem Kreuz befindlichen Edelsteinen ein Doppelkreuz bilden.[89]

---

[85] M. Hardt: Die Zahl in der Divina Commedia.
Athenäum, Frankfurt, 1973
[86] J. D. A. Eckhardt: a. a. O.
[87] W. Braunfeld: Karl der Grosse.
Hrsg. W. Braunfeld, H. Schnitzler: Karolingische Kunst. Bd. 3
Schwann, Düsseldorf, 1965
Hrsg. W. Braunfeld, P. S. Schramm: Das Nachleben.
Schwann, Düsseldorf, 1967
[88] W. Beridse, E. Neubauer, K. G. Beyer: Die Baukunst im Mittelalter in Georgien.
Union, Berlin, 1980
[89] W.Braunfeld: a. a. O., 1965

Ein Bursenreliquiar aus der Karolingerzeit zeigt einen achtfachen Stern, mit zentralem Edelstein und acht sternförmig darum geordneten Edelsteinen[90]:
Sternzeichen Christi, Bild für den Morgenstern, den Weihnachtsstern, den Stern der drei Weisen aus dem Morgenland.[91]
Durch eine geringe Variation kann dabei aus einem Doppelkreuz eine Achterrosette werden.
Ein georgisches Deckengewölbe aus dem dreizehnten Jahrhundert zeigt ein Doppelkreuz mit zentraler Kreiskuppel.[92] Die Achter-Rosette, das Achteck, findet sich auch auf einem karolingischen Kamm.[93] Sie könnte hier ein zufälliges Schmuckornament sein.
In den Kirchen Ravennas, Italien, steht sie als Symbol der Taufe.
Taufbecken und Taufkirchen sind manchmal rund, kreuzförmig oder viereckig, die meisten sind achteckig.
Um das Taufbecken sind acht Säulen angeordnet, die Acht stehen für den Auferstehungstag, den Tag des Herrn, den Tag der zukünftigen Welt und des ewigen Lebens.
Die Acht wird zum Symbol für das Bleibende, Ewige, Endgültige.
Sie symbolisiert auch das Leben, das im Taufbecken neu erblüht.
Dies wird durch folgenden Spruch des Ambrosius gesagt:
„Mit acht Nischen erhebt sich der Bau für die heiligen Riten:
Achteckig ist der Quell, wie es der Gabe entspricht.
Würdig erschien es, den Raum für die heilige Tauf' zu errichten
Auf diese Zahl, die dem Volk wiederbringt das Heil."[94]

Das Fussbodenmosaik einer Kirche Ravennas aus dem sechsten Jahrhundert zeigt den „Brunnenquell des Lebens", einen Kelch im Oktogon, darum ein Doppelkreuz, das in einem zweiten Achteck abschliesst.[95]

3. Das Oktogon in der Baukunst der Karolinger und Georgiens.

Das Oktogon, Achteck, ist der Grundriss der Pfalzkapelle Karl des Grossen in Aachen.
Der Fudamentplan zeigt im Zentrum ein Achteck, dem die Strahlen eines Doppelkreuzes anliegen. Dies Doppelkreuz wiederum endet wieder in einem Sechzehn-Eck.
Die durch karolingische Vorbauten betonte Achse des Bauwerkes liegt in West-Ost-Richtung.[96]
Dieser Grundriss hat in der Karolingerzeit Nachfolgebauten gefunden, in Liège, Groningen, Brugge, Ottmarsheim, Nijmegen und Muizen.[97]
Auch Variationen der Grundidee sind vorhanden.
Eines betont den Zusammenhang des Achtecks mit dem Kreuz (Paderborn).[98]
Der Grundriss der Karlshofer Kirche in Prag zeigt uns einen achtfachen Stern, der aus dem Doppelkreuz entwickelt wird.[99]

[90] W. Braunfeld: a. a. O., 1965
[91] H. Sachs, E. Badstübner, H. Neumann: Christliche Ikonographie in Stichworten. Koehler und Amelang, Leipzig, 1973
[92] W. Beridse: a. a. O.
[93] W. Braunfeld: a. a. O., 1965
[94] F. van der Meer, C. Mohrmann: Bildatlas der frühchristlichen Welt. S. 127 Mohn, Gütersloh, 1959
[95] F. van der Meer: a. a. O., S. 95
[96] W. Braunfeld: a. a. O., 1967
[97] W. Braunfeld: a. a. O., 1967
[98] W. Braunfeld: a. a. O., 1967
[99] W. Braunfeld: a. a. O., 1967

Etwas älter als die karolingischen Bauwerke sind die Kirchen Georgiens, die zum Teil auch vom Achteck ausgehen.
In Alt-Gawasi und Ninozminda, in Mzcheta und Swartnotzs finden wir Rundkirchen und Zentralbauten mit achteckigem Kirchen-Grundriss aus dem sechsten und siebten Jahrhundert.[100]

4. Der Sankt Petersdom und Sankt Petersplatz in Rom.

Nach diesen Bauten des frühen Mittelalters rückten andere Grundrisse in den Vordergrund.
Umso erstaunlicher ist es, dass der wichtigste Bau der katholischen Christenheit, der Petersdom in Rom, wieder einen achteckigen Grundriss hat.
Wie es dazu kam, soll kurz geschildert werden:
Im Jahre 322 nach Christus war die St. Peter Basilika, von dem Kaiser Konstantin initiiert, gebaut worden. Sie hatte einen rechteckigen Grundriss.
Über tausend Jahre später, 1505, wurde beschlossen, die alte Basilika abzureissen und eine neue zu bauen.
Bramante entwarf die neue Peterskirche als Zentralbau.
Die Grundform, von der er ausging, war das griechische Kreuz mit gleich langen, von tiefen Apsiden halbkreisförmig abgeschlossenen Armen.
Darüber war eine halbkugelförmige Kuppel gedacht.
Diese Planfigur, „deren Umrisse sich auch als komplizierter achteckiger Stern deuten lassen, dieses Muster geometrischer Formen und die Idee an sich, eine Kirche gleich einem Rundtempel als Zentralbau auszuführen, entsprachen einerseits dem Wunsch, die Monumentalarchitekturen des antiken Roms wieder auferstehen zu lassen, andererseits aber waren sie Träger einer ganz durchdachten Symbolik:
Die harmonische Anordnung der kleineren Innenräume, die sämtlich nach dem grossen Zentralraum ausgerichtet waren, den die Hauptkuppel, Symbol des Himmelsgewölbes, überdacht, sollte die geistige Einheit der katholischen Kirche darstellen, wie der Gesamtbaukörper die päpstliche Macht als Zentrum des Universums symbolisierte."[101]

1506 wurde der Grundstein gelegt.
Das gewaltige Bauwerk wurde sehr teuer.
Der Papst rief zu Spenden auf, wofür er den Wohltätern grosszügige Ablässe in Aussicht stellt. 1514 stirbt Bramante. Raffael will ein Langschiff bauen, er stirbt aber 1520.
Der Architekt Peruzzi kehrt wieder zu Bramantes Form zurück.
1527 muss der Bau unterbrochen werden, weil die Deutschen Rom plündern.
Nach dem Tode Peruzzis folgt Sagallo, nach dessen Tod 1546 wird der Auftrag an den mittlerweile einundsiebzig Jahr alten Michelangelo übergeben:
„Für Michelangelo nahm der Neubau von St. Peter bald die Bedeutung eines schicksalhaften letzten Auftrags an; er bedang sich aus, den Willen des Papstes unentgeltlich zu erfüllen, um das Werk, wie er selbst sagte „einzig zur Ehre Gottes, des heiligen Petrus und zum Heile meiner armen Seele" zu sachaffen. (...)
Michelangelo kehrte zu den Grundprinzipien von Bramante zurück, wobei er erklärte:
„Wer immer sich von besagter Ordnung des Bramante entfernt hat, wie es Sangallo tat, hat sich von der Wahrheit entfernt".
Doch interpretierte er sie entsprechend einer modernen Auffassung:
War bei Bramante ein annähern quadratischer Grundriss mit eingeschriebenem griechischem Kreuz vorgegeben, so gewinnen bei Michelangelo – im Sinne einer durchgreifenden

---

[100] W. Beridse: a. a. O.
[101] O. Ferrari: Die Kunstschätze des Vatikan. S. 45
Galerie Somogy, Paris, Bertelsmann, Gütersloh, ohne Jahresangabe

Vereinfachung und Straffung der Planfigur – die Nebenkuppelräume und damit die Apsiden stärkeren Anteil an der Gesamtwirkung des Raumes, der sich gewissermassen vom Zentrum her ausdehnt und die Grundrisskonturen dynamisch auswölbt."[102]
Michelangelo beton die Hauptkuppel, indem er sie etwas oval überhöht.
Nach dem Tode Michelangelos befiehlt Papst Paul der Fünfte eine Abänderung: Der Architekt Maderna muss gegen seinen Willen ein Langschiff mit Vorhalle und Fassade bauen. Beendet wird der St. Petersdom von Bernini. (Gestorben 1680)
Wie jeder weiss, befindet sich vor dem St. Peters Dom der St. Peter Platz.
Er geht auf den Papst Symmachus (498-514) zurück. Dieser hatte vor dem Eingang der Basilika einen von vier rundbogigen Säulengängen umschlossenen Hof gebaut. Der Name dieses Hofes war „Paradies". In der Mitte lagen zwei Brunnen, der eine einfach, der andere in Pavillonform: „Acht Porphyrsäulen trugen eine mit vergoldet Bronze gedeckte Kuppel, die in ihrem Innern einen grossen bronzenen Pinien-Zapfen" barg. Dieser Zapfen wiedrum deckte ein grosses Marmorbecken, den Reinigungsbrunnen, Kantharus, in dem das Wasser für die rituellen Reinigungen der Pilger gesammelt wurde.[103]
Die achteckige Form des Wasserbeckens erinnert an die Vernichtung des Bösen durch die Sintflut.[104]
Petrus wies in seinem ersten Brief darauf hin:
Jesus ist hingegangen „und hat gepredigt den Geistern im Gefängnis, die vorzeiten nicht glaubten, da Gott harrte und Geduld hatte, zu den Zeiten Noahs, da man die Arche zurüstete, in welcher wenige, das ist acht Seelen, gerettet wurden durchs Wasser hindurch. Was jenen widerfahren ist, das geschieht nun in der Taufe zu euerer Rettung."[105]

Unter Bezug auf diese Quelle sind viele Taufbecken achteckig.[106]

Die Funktion der rituellen Vorbereitung auf den Besuch des Gotteshauses sollte in der Nachfolge des „Paradieses" der St. Petersplatz übernehmen.
Er wurde in seiner heutigen Form von Bernini 1657 entworfen und 1661-1672 gebaut.
Im Zentrum befindet sich ein 25,5 Meter hoher ägyptischer Obelisk, auf dessen Spitze ein Reliquiar mit einem Splitter vom wahren Kreuz Christi steht. Neben dem Obelisken stehen zwei Brunnen. Diese bilden die Brennpunkte des elliptischen St. Peter Platzes.
Der Platz sollte eigentlich von einer Säulenhalle ganz umgeben werden. Statt diesen Plan auszuführen, beschränkte man sich schliesslich auf zwei seitliche Säulenhallen. Auf dem Platz nun ist mit weisser Farbe ein Doppelkreuz mit zentralem und äusserem Kreis gemalt. (Kreis stimmt nicht ganz, Ellipse ist genau.)

Und dieser Platz, der früher den gleichen Namen und heute die gleiche Unterteilung hat wie das Hüpfspiel der Kinder, dieser Platz dient nich nur zur Vorbereitung auf den Eintritt in die Basilika.
Einmal im Jahr, am Ostertag, steht er als Symbol für die ganze Welt der Menschen, dann, wenn der Papst seinen Segen URBI et ORBI gibt, der Stadt und dem Weltkreis.

---

[102] O. Ferrari: a. a. O., S. 60
[103] O. Ferrari: a. a. O.
[104] M. Hardt: a. a. O.
[105] 1 Petrus 3, 19-21
[106] M. Hardt

5. Kapitel: Das Urbild im Islam. Ein Nachweis in sieben Schritten.

1. Mohammed wurde an alle Menschen gesandt den Weg zu zeigen.

„Wir haben dich zu der Gesamtmenschheit nur deshalb geschickt, um Gutes zu verkünden und Böses anzudrohen; doch der grösste Teil der Menschen will das nicht erkennen."[107]
Und an die Adresse der Schriftbesitzer gewandt wird gesagt:
„Nun ist euch ein Licht und eine deutliche Schrift von Allah zugekommen.
Hierdurch wird Allah die, welche nach seinem Wohlgefallen streben, auf den Weg des Friedens leiten und sie aus der Finsternis in das Licht nach seinem Willen führen und ihnen den rechten Weg weisen."[108]

2. Es gibt zwei Wege für die Menschen.

Die Eröffnungssure des Koran ist das Kurzgebet, das anderen Gebeten fast immer vorangeht:
„Im Namen Allahs, des Allbarmherzigen!
Lob und Preis sei Allah, dem Herrn aller Weltenbewohner, dem gnädigen Allerbarmer, der am Tage des Gerichtes herrscht.
Dir allein wollen wir dienen, und zu dir allein flehen wir um Beistand.
Führe uns den rechten Weg, den Weg derer, welche sich über deine Gnade freuen – und nicht den Pfad jener, über die du zürnst oder die in die Irre gehen."[109]

3. Warum die Menschen in die Irre gehen.

„Wir haben euch erschaffen, dann euch gestaltet und darauf zu den Engeln gesagt:
„Verehrt den Adam"; und sie taten also, mit Ausnahme des Iblis, des Satans, der nicht mit den Verehrenden sein wollte. Allah sprach zu ihm: „Was hält dich denn zurück, ihn zu verehren, wie wir es dir befahlen?" Dieser antwortete: „Weil ich vorzüglicher bind als Adam, da du mich aus Feuer und ihn nur aus Lehm geschaffen hast." Allah erwiderte:
„Hinab mit dir, von hier aus dem Paradiese hinweg, es soll dir nicht gestattet sein, dich hier hoffärtig zu zeigen, drum gehe hinaus, fortan gehörst du zu den Verachteten."
Er aber sagte: „Oh, gib mir doch Aufschub bis zum Tage der Auferstehung"; worauf Allah erwiderte: „Gut, du sollst zu denen gehören, die Aufschub erhalten." Darauf sagte der Satan: „Weil du mich in die Irre gejagt hast, darum will ich den Menschen auf dem richtigen Weg auflauern und sie überfallen von vorn und von hinten, von der rechten und von der linken Seite, dass du den grössten Teil der Menschen undankbar finden sollst."[110]

4. Die Strafe für das Betreten des Irrwegs.

„Kann ich euch etwas Schlimmeres verkünden als die Vergeltung Allahs?
Die, welche Allah verflucht hat und über welche er zürnte, hat er in Affen und Schweine verwandelt, und die den Irrgötzen verehren, die befinden sich in einem noch schlimmeren Zustand; denn sie sind von der geraden Bahn noch weiter abgewichen."[111]

Die Verwandlung in Tiere stellt eine überraschende Analogie zu den Sima-Sima dar:
Wer dort vom Spiralweg abwich, wurde von Satene in einen Geist oder ein Tier verwandelt.[112]

---

[107] L. Ullmann: Der Koran in deutscher Übersetzung. S. 349
Goldmann, München, 1959
[108] L. Ullmann: a. a. O., S. 93
[109] L. Ullmann: a. a. O., S. 22
[110] L. Ullmann: a. a. O., S. 123
[111] L. Ullmann: a. a. O., S. 98
[112] A. E. Jensen: a. a. O.

„Am Tage der Auferstehung werden wir ihm das Buch seiner Handlungen geöffnet vorlegen und zu ihm sagen: „Lies selbst in deinem Buche, deine eigene Seele soll dich an jenem Tage zur Rechenschaft ziehen." Wer recht geleitet ist, der ist es zum Besten der eigenen Seele, wer aber irrt, der irrt zu ihrem Nachteil."[113]

5. Das Bild von den sieben Himmeln im Koran.

„Wie wollt ihr Allah leugnen?
Ihr war ja ohne Leben, er hat euch Leben gegeben;
Er wird euch sterben lassen, und er wird euch dereinst wieder zum Leben rufen –
Dann werdet ihr zu ihm zurückkehren.
Er ist es, der für euch alles auf Erden erschuf, der den Himmel weitete
und sieben Himmel bildete;
er, der Allkundige." [114]

„Ihn preisen die sieben Himmel und die Erde, und was in diesen ist.
Ja, es gibt kein Wesen, das sein Lob nicht preist;
doch ihren Lobgesang versteht ihr nicht."[115]

6. Das Ritual der siebenfachen Vertreibung des Teufels.

In seiner letzten Pilgerfahrt nach Mekka umschritt Mohammed die Kaaba siebenmal.[116] Und nach seinem Vorbild machen auch noch heute alle Pilger in Mekka siebenmal einen Rundgang um die Kaaba, einen fünfzehn Meter hohen Felskubus, der mit schwarzem Brokat überzogen ist. Danach laufen die Pilger siebenmal zwischen zwei nahe gelegenen Hügeln hin und her. Diese Handlung heisst „Den Teufel wegjagen" und wird dadurch erweitert, dass sieben Stein auf den Teufel geworfen werden!
Am neunten Tag des Pilgermonats versammeln sich alle Gläubigen auf dem Berg Arafat und beten aufrecht stehend vor Gott!
Dem folgt wieder die siebenfache Umkreisung der Kaaba und die siebenfache Wanderung zwischen den Hügeln.[117]

7. Der Felsendom in Jerusalem.

Der Kalif Abd el-Malik liess die Prozessiom um die Kaaba einstellen und stattdessen die Pilger in Jerusalem um den heiligen Fels des Berges Moriah, den Nabel der Welt, wandern.
Und dann baute er um den zentralen heiligen Felsen den achteckigen Qubett es-Shakra, den Felsendom, mit der zentralen goldenen Kuppel über dem Fels.
692 nach Christus wurde dieser Bau vollendet, der in der islamischen Baukunst einmalig ist. Er ist auch das älteste Bethaus, das bis heute erhalten geblieben ist.[118]
Die Bauwerk nimmt heute eine beherrschende Stellung im Bild Jerusalems ein.
Es steht an dem Platz des ersten israelitischen Tempels, gebaut von Salomo.
Und auch der zweite Tempel, der 70 nach Christus zerstört wurde, stand hier.
Der ehemalige Tempelbezirk bildet, von einer hohen Mauer umgeben, das „Vornehme Heiligtum Haram es-Scharif". Und in dessen Zentrum steht der Felsendorm. Noch heute ist er zur Wanderung um den heiligen Felsen gedacht.[119]

---

[113] L. Ullmann: a. a. O., S. 226
[114] L. Ullmann: a. a. O., S. 24
[115] L. Ullmann: a. a. O., S. 228
[116] L. Ullmann: a. a. O., S. 19
[117] D. Stewart: Islam.
Rororo, Reinbeck bei Hamburg, 1972
[118] C. J. D. Ry: Welt des Islam.
Holle, Baden-Baden, 1970
[119] H. J. Becker: Reiseführer Jerusalem.

6. Kapitel: Das Urbild im Buddhismus.

1. Die Lehre des Buddha als „Fahrzeug" zum Heil. („Yana").

Innerhalb des Buddhismus können drei geschichtliche Strömungen unterschieden werden:
Der Mahayana-Buddhismus, „grosses Fahrzeug", findet sich überwiegend in China und Japan.
Der Hinayana-Buddhismus, „kleines Fahrzeug", ist in Ceylon, Burma, Laos, Vietnam und Thailand heimisch.
Der Vajrayana, das „Diamant-Fahrzeug", beherrscht den Tibet und Nepal.

Die Funktion der unterschiedlichen Fahrzeuge erklärt Buddha in einer Schrift so:
„Meine Lehrmethode kann mit der Art und Weise verglichen werden, in der ein sehr geschickter Führer die Schatzsucher durch einen dichten, schrecklichen und gefahrvollen Urwald zur fernen Juweleninsel führt: Nach sehr anstrengender Reise ist die ganze Gesellschaft der Schatzsucher der Erschöpfung nahe, aller Hoffnung bar und befindet sich von Gefahren umgeben mitten im Urwald. Sie will die Suche nach der Juweleninsel aufgeben und umkehren.
Der weise Führer aber verfügt über ausserordentliche Fähigkeiten und lässt vor den Augen seiner mutlosen Gesellschaft mitten im Urwald eine wunderbare, herrliche und grosse Stadt mit Tausenden von Gebäuden entstehen. Um die Stadt noch zu verschönern, schmückt er sie mit vielen Tempeln, Klöstern und lieblichen Gärten und ruft die Seinen auf, sich gründlich auszuruhen und sich dieser Prachtstadt zu erfreuen. Später lässt er die Zauberstadt wieder verschwinden, und die Schatzsuchen machen sich unter seiner Führeung nach der wirklichen Juweleninsel auf."[120]
Das altbekannt Märchemotiv von der Wanderung durch den finstern Wald dient also auch dem Buddhismus als Bild für den Weg der Menschen zum fernen Ziel.
Die Lehren des Buddha stehen nur als Zeichen für die Realität dieses Zieles.
Nach einem anderen Wort Buddhas sind sie wie ein Floss, tauglich für das Überqueren des Daseinsmeeres, das man nicht mehr benötigt, wenn das Ziel erreicht ist.[121]

2. Der Lebensweg Buddhas bis zur Erleuchtung.

Der Traum der Mutter vor der Geburt.
Der königlichen Mutter träumte, sie werde von vier Königen in einen goldenen Palast, auf einem silbernen Berg gelegen, entführt. Dort umkreist sie ein weisser Elefant, der eine Lotusblume in seinem Silberrüssel trägt, dreimal. Er stösst dreimal mit der Blume gegen ihre rechte Seite.[122]

Geburt.
In einem Wald wird die Mutter von der Geburt überrascht.
Sie ergreift einen Ast, vier Grossbrahmanen erscheinen und fangen das Kind mit einem Goldnetz auf.[123]

Polyglott, München, 1978
[120] W. Kohler: Die Lotuslehre und die modernen Religionen in Japan. S. 160
Atlantis, Zürich, 1962
[121] H. von Glasenapp: Buddistische Mysterien.
Spemann, Stuttgart, 1940
[122] H. J. Störig: Kleine Weltgeschichte der Philosophie. Bd. 1
Fischer, Frankfurt am Main, 1969
[123] W. Kohler

Das Kind des Lichts kurz nach der Geburt.
„Und mit dem strahlenden Lichte seines eigenen Körpers besiegte er das Licht einer Lampe wie die Sonne. Er, der die schöne Farbe hochwertigen Goldes hatte, machte alle Gegenden strahlend und hell. So ging er, der den sieben Sternen des grossen Bären glich, sieben Schritte, die fest waren und nicht schwankten, die nicht verwirrt waren, die Fehler des Schiefen entfernt hatten, grosse Festigkeit besassen, in weitem Ausschreiten.
„Um der Erleuchtung willen um um des Nutzens der Welt willen bin ich geboren. Dies ist die letzte Geburt meines Lebens." So sprach er auch, der wie ein Löwe einherschritt, nachdem er in die vier Weltgegenden geschaut hatte."[124]

Die Prophezeiung des Heiligen Asita kurz nach der Geburt.
„Dieser, der nicht bei den Sinnesobjekten verweilt, wird, nachdem er die Herrschaft aufgegeben hat, als Sonne, deren Wesen das Wissen ist, leuchten in der Welt, um die Finsternis geistiger Stumpfheit zu überwinden, nachdem er durch schreckliche Mühen die Wahrheit erkannt hat.
Mit dem grossen Boote des Wissens wird dieser die gequälten, hinschwindenden Lebewesen befreien aus dem Ozean des Leids, der die Krankheit als ausgestreuten Schaum hat, das Alter als Wellen und die schreckliche Kraft des Todes.
Die Welt der Lebenden, die durch Verlangen gequält wird, wird trinken an dem zu Tage getretenen Fluss, der als schwimmende Gänse die Gelübde hat, welche die Konzentration kühlen, der als Flussufer die Moralgesetze hat, die fest sind für die Kraft des Wassers: Des Wissens.
Denen, die in der Schrecknis der Wildnis des Kreislaufs von Geburt und Tod weilen, die durch die Sinnesobjekte verdunkelt und die durch die Leiden gequält sind, verkündet er den Weg völliger Reinheit, wie Wegfahrer denen, die vom Wege abgekommen sind.
Wie eine grosse Wolke am Ende des Sommers durch ihren Regen wird dieser durch den Regen des Gesetzes Glück schaffen für die Menschen der Welt, die verbrannt werden durch das Feuer der Leidenschaft, das die Sinnesobjekte zum Brennholz hat.
Damit die Menschen hinausgehen können zum Tore, das den Riegel des Verlangens und die Türflügel der Finsternis des Nichtwissens hat, wird dieser mit der trefflichsten, schwer zu erreichenden Stimme des heiligen Gesetzes das Tor öffnen.
Nachdem er die völlige Erleuchtung wird erlangt haben, wird dieser König des Gesetzes die Welt, die ohne Halt ist, durch Leiden überwältigt, und die durch die Schlingen ihrer eigenen Werke umstrickt ist, von den Banden befreien."[125]

Die vier Begegnungen des Prinzen.
Der im Glück lebende Prinz trifftz auf seinem Wege einen altersschwachen Mann.
Sein Wagenlenker erklärt ihm das Alter.
Der Prinz ist erschüttert.
Danach sieht er einen kranken Menschen.
Sein Wagenlenker erklärt ihm die Krankheit.
Der Prinz fährt wieder erschüttert nach Hause.
Der König sieht die Veränderung seines Sohnes und lässt nun die Königsstrasse besonders schön schmücken. Doch bei der dritten Ausfahrt sieht der Prinz einen Totenzug.
Und sein Wagenlenker erklärt im den Tod.
Mit seinem Pferd reitet der Prinz später hinaus und trifft einen Bettelmönch:

---

[124] F. Weller: Das Leben des Buddha von Asvaghosa.
Veröffentlicheungen des Forschungsinstitutes für vergleichende Religionsgeschichte and der Universität Leipzig, 2. Reihe, Heft 3. S. 4-5
Pfeifer, Leipzig, 1926
[125] F. Weller: a. a. O., S. 11

„Ich gehe einher, von Verlangen frei und ohne Anhang um des Höchsten Zieles willen, ein unbekümmerter Bettelmönch."[126]

„Der Beste der Menschen freute sich über jenen, der wie ein Vogel in den Himmel gegangen war und verwundert sich. Nachdem er darauf die Vorstellung des Gesetzes erlangt hatte, richtete er seinen Sinn auf die Ausführung des Auszuges.

Als er (...) darauf sein Pferd bestiegen hatte, er der die Pferde der Sinne bezähmt hatte, gab er, der in die Stadt zu gehen wünschte, sicht nicht mehr dem erwünschten Walde hin, obschon es die Leute seiner Umgebung wünschten."[127]

Und er gibt seinem Vater den Wunsch der Auswanderung kund.

Und auf seinem Pferd reitet er aus seines Vaters Palast,

„jenes Pferd, das den Pferden der Sonne glich,

das gleichsam ging, als wäre es durch seinen Geist verwandelt,

es ging über viele Meilen, indem es gleichsam erschien, als hätte es mit dem Wagenlenker einen Stern schwindenden Glanzes."[128]

Die Reise durch vier Reiche.

Nach einem langen Ritt durch drei Reiche kommt er zum Fluss Anavama, schert sich das Haar, legt das gelbe Asketengewand and und begibt sich zu zwei Joga-Lehrern, die ihn aber nicht befriedigen können. So wandert er ruhelos im Lande Magadha umher und komt schliesslich nach Uruvela am Fluss Neranjara.[129]

Die Askese in Uruvela.

Mit übermässigem Eifer unterzieht er sich asketischen Übungen.

Er magert zum Skelett ab und ähnelt schliesslich einem Skelett.

Da erkennt er, dass diese strenge Askese nicht zur Erkenntnis führt.

Er isst wieder und setzt sich unter einen grossen, schattigen Feigenbaum.

Ohne Askese, doch unbeirrbar entschlossen, nicht aufzustehen, bis er zur wahren Erkenntnis gelangt sei. Der Teufel versucht ihn. Und dann, in tiefster Versenkukng, erlebt er die Erleuchtung. Nach sieben Jahren der Suche und des Nachsinnens war er zum Erleuchteten, zum Buddha geworden.[130]

Wie man sieht, ist der Weg des Buddha zur Erleuchtung voll von symbolischen Zahlen und Motiven, die auch in den Märchen nachzuweisen sind:

Vier Könige, vier Brahmanen erscheinen vor und bei der Geburt.

Das Kind, golden und leuchtend wie die Sonne, geht sieben Schritte,

in die vier Himmelsrichtungen schaut er.

Das Leben der Menschen wird verglichen mit einem Ozean, mit der Wildnis.

Das Wirken Buddhas gleicht einem Boot des Wissens, dem Fluss des Wissens, dem Wegführer, einem Regen in der Trockenheit und dem Öffnen des Tores.

Der Wagenlenker scheint wie der getreue Johannes im Märchen von den Gebrüdern Grimm Symbol zu sein für die Seele des jungen Prinzen, die ihn auf den rechten Weg führt.

Wie das Pferd gleicht er dem Stern, dem man folgen kann und der den Weg zeigt!

Im vierten Reich schliesslich findet der Prinz die Erkenntnis, sieben Jahre hat sein Suchen gedauert.

---

[126] F. Weller: a. a. O., S. 41
[127] F. Weller: a. a. O., S. 41
[128] F. Weller: a. a. O., S. 49
[129] W. Kohler: a. a. O.
[130] H. J. Störig: a. a. O.

Sieben Tage hat nach einer anderen Legende ein Heiliger einen grossen eisernen Turm umwandelt. Am achten Tag öffnete sich ihm das Tor, und er erhielt die Erkenntnis. Nach buddhistischer Deutung ein Bild für das menschliche Herz, in dessen Innern der Weise alle Wahrheit findet, wenn er mit Ausdauer in seine Geheimnisse einzudringen versucht.[131]

3. Der achtfache Weg zur Erleuchtung.

In der Predigt von Benares erläutert Buddha zum ersten Mal seine Erkenntnis:
Man muss sich von zwei Übertreibungen fernhalten;
Von der Hingabe an die Sinnesgenüsse und der Hingabe an die Selbstpeinigung.
„Diese beiden Übertreibungen vermeidet der Vollendete.
Er hat den Weg in der Mitte gefunden, der das Auge und die Erkenntnis schafft, der zur Ruhe, zum Wissen, zur Erleuchtung, zum Nirvana führt.
Und was ist dieser Weg?
Es ist der edle Pfad, der aus acht Gliedern besteht:
Rechte Anschauung,
rechte Gesinnung,
rechtes Reden,
rechtes Handeln,
rechtes Leben,
rechtes Streben,
rechtes Überdenken
und rechtes Sichversenken.
Dies ist der Weg der Mitte, den der Vollendete gefunden hat und der zum Auslöschen führt.
Dies ist, ihr Mönche, die edle Wahrheit vom Leiden:
Geburt ist leidvoll, Altern ist leidvoll, Krankheit ist leidvoll, Sterben ist leidvoll.
Mit Unlieben vereint zu sein ist leidvoll, getrennt zu sein ist leidvoll, und wenn man etwas, das man sich erwünscht, nicht erlangt, auch das ist leidvoll – kurz, die fünf Gruppen von Daseinsfaktoren, die durch den Hang zum Leben bedingt sind, sind leidvoll.
Dies ist, ihr Mönche, die edle Wahrheit von der Entstehung des Leiden:
Es ist der Durst, der die Wiedergeburt hervorruft, der von Freude und Begierde geleitet ist, der hier und dort seine Freude findet, der Durst nach Sinnenlust, der Durst nach Werten, der Durst nach Entwerten.
Dies ist, ihr Mönche, die edle Wahrheit von der Aufhebung des Leidens:
Es ist eben die Aufhebung dieses Durstes durch völlige Leidenschaftslosigkeit, das Aufgeben, das Sich-Entäussern, das Sich-Loslösen, das Sich-Befreien von ihm.
Dies ist, ihr Mönche, die edle Wahrheit von dem zur Aufhebung des Leidens führenden Weg:
Es ist dieser edle Pfad, der aus acht Gliedern besteht.“[132]

4. Bilder für den achtfachen Pfad.

Eine der wichtigsten Schriften des Mahayana-Buddhismus ist die Lotus-Sutra, „Die Lotusblüte des wunderbaren Gesetzes".
Im ersten Kapitel wird dargestellt, wie schon vor Urzeiten ein König, der erleuchtet war, seinen acht Söhnen die Lotus-Sutra gelehrt hat.
Im siebten Kapitel erzählt Buddha von einem anderen König der Vorzeit, der auch Buddha war. Dessen sechzehn Söhne baten ihn:
„Oh Herr, setze doch das Rad des Gesetzes in Bewegung.
Predige ewige Ruhe, sei gnädig zu dieser Welt.
Predige das Gesetz dieser Welt."

---

[131] H. von Glasenapp: a. a. O.
[132] W. Kohler: a. a. O., S. 125

Und er beginnt „das Tor zum Gesetz, genannt der Lotus des wahren Gesetzes vollständig zu enthüllen."[133]

Wie der achtteilige Pfad scheinen der Lotus, das Rad und das Tor Symbole für die Lehre des Buddha zu sein. Es stellt sich die Frage, ob die bildlichen Darstellungen dieser Symbole diesen postulierten Zusammenhang bestätigen!
Anhand der Bauten und Bilder des Buddhismus soll diese Frage geklärt werden.

5. Der Stupa.

Ein Stupa besteht aus einer halbkugelförmigen Kuppel, die auf einer runden oder quadratischen Plattform ruht.
Nach diesem Modell wurden im zweiten bis ersten Jahrhundert vor Christus viele Bauwerke Indiens gebaut.
Über Treppen erreicht man die Plattform und geht dann um die zentrale Kuppel herum.
Ein typisches Modell ist eine Stupa, deren Basis von Reliefs geschmückt ist, die religiöse Meditationen anregen sollen.[134]
Interessant ist, dass der innere Maueraufbau unter der zentralen Kuppel einer Stupa ein Doppelkreuz darstellt.[135]
Den vier auf den Endpunkten eines Kreuzes angelegten Treppen der Plattform entsprechen vier grosse Tore, die den Zugang zu einem Rundgang, umgeben von einem steinernen Zaun, ermöglichen.[136] Diese vier grossen Tore der grossen Stupa von Sanchi sind reich geschmückt mit symbolischen Darstellungen. Auf jedem der vier Tore sind sechs Spiralen gross und deutlich zu erkennen. Auf der obersten Reihe jedes dieser vier Tore sind symbolische Darstellungen der sieben Buddhas zu erkennen. Der letzte in der Reihe der sieben Buddhas ist der zentrale Buddha Zakyamuni, der „geschichtliche" Buddha, dessen Lebensweg wir besprochen haben.[137]
Dieser Buddha Zakyamuni lehrt seinen Jünger Ananda:
Sechs Städte gibt es auf der Erde und die siebte ist die Stadt Kusina.
Sie hatte „sieben Wälle und sieben Höfe, die sie rings umgaben. Diese waren alle aus den vier Kostbarkeiten hergestellt, nämlich aus Gold, Silber, Beryll und Bergkristall."
Sie war die Residenz eines edlen Königs. Dieser hatte sieben Edelsteine und vier Eigenschaften.
Die sieben Edelsteine sind:
Das Rad, der Elefant, das Pferd, die Perle, die Frau, der Schatzmeister und der Heerführer.
Die vier Eigenschaften sind:
Langes Leben, schönes Aussehen, wenig krank und wenig bekümmert; dass der König der Leute mitleidsvoll gedachte, ist die vierte wunderbare Eigenschaft.
Dieser König aber war Buddha, und er hat in diesem Raum sechsmal das Leben aufgegeben.
Und jetzt geht er von hier wieder in das Nirvana ein.
Das ist das siebente Mal.[138]

---

[133] W. Kohler: a. a. O., S. 160
[134] A. Foucher: L'Art Greco-Buddhique Du Gandhara. S. 55
Publication de l'Ecole Francaise d'extreme Orient V.
Imprimiere Nationale, Paris, 1905
[135] A. Foucher: a. a. O., S. 95
[136] A. Grünwedel: Buddhistische Kunst in Indien.
Handbücher der Königlichen Museen zu Berlin. Bd. 4. S. 25
Spemann, Berlin, 1900
[137] D. L. Snellgrove: The Image of Buddha. S. 21
Serindia Publications, Unesco, Paris, 1978
[138] W.Waldschmidt: Das Mahavdanasutra – Ein kanonischer Text über die sieben letzten Buddhas.

Buddha betont, dass er nicht ein achtes Mal sein Leben aufgeben wird.
Nach sieben Existenzen hat er die Erlösung, die ewige Existenz erlangt.
Und dies scheint mir von den Toren der Stupa symbolisiert zu werden:
Wie das Bild von den sieben Städten, und der siebten Stadt mit sieben Wällen und Höfen so
zeigen die Symbole der Spirale und der sieben Buddhas die Etappen menschlicher Existenz
an. Diese werden wie ein Tor durchschritten und nun ist das Nirvana erreicht.
Wie der Grundriss der Stupakuppel mit seinem achtfachen Gebälk, so ist auch der
achtblättrige Lotus und das achtspeichige Rad Symbol dieser Vollendung menschlicher
Existenz: Die Stupa Nummer Eins in Sanchi zeigt das Rad des Gesetzes in der Form einer
Lotus-Rosette, Zeichen der Identität beider Symbole.[139]

6.   Der Berg Buddhas, der Borobudur auf Java.
Um das Jahr 800 nach Christi Geburt wurde um die Spitze eines Berges ein gewaltiges
buddhistisches Heiligtum errichtet. Es ist eine geometrische Ordnung von Quadraten und
runden Formen. Beginnend mit einer grossen rechteckigen Plattform erheben sich insgesamt
sechs rechteckige Strukturen. Sie werden gekrönt von drei runden Plattformen, auf deren
oberster sich der zentrale grosse Stupa, Symbol Buddhas, befindet.[140]
Die grosse Stupa wird von einem achteckigen Aufbau gekrönt.
Um sie herum stehen auf dem obersten Plateau 16 Stupas,
auf dem zweiten Plateau 24, auf dem dritten 32.[141]
Vier Treppen führen von den vier Himmelsrichtungen aus zu den Plattformen.
Man muss vor dem Erreichen eines Plateaus durch ein Tor treten.
Es wird vermutet, dass die buddhistischen Pilger von der untersten Stufe bis zur krönenden
Kuppel gestiegen sind, jede einzeln Terasse umwandernd.[142]
Die unteren Terassen zeigen bildliche Darstellungen, Szenen aus dem Leben Buddhas bis zur
Erleuchtung.[143] Die letzten drei Terassen tragen lediglich die Stupas, Symbole, deren Inhalt
das Nichts ist, stellvertretend für das Nirvana.
Warum bei der Betonung der Zahl Acht – Achteck auf der grossen zentralen Stupa, 16, 24, 32
kleinere Stupen – der Borobudur insgesamt neun Terassen hat, mag im nächsten Kapitel
deutlich werden. Es zeigt, dass der achtfache Lotus als Neuntes ein Zentrum in sich birgt!

7.   Mandala.
Das Wort „Mandala" bedeutet eigentlich „Kreis".
Es ist insbesondere im Vajrayana, dem „Diamantfahrzeug"-Buddhismus ein Schaubild, das
den Kosmos oder bestimmte geistige Zusammenhänge darstellt.
Die einfachste Mandala bedient sich der sogenannten „Keimsilben" der Sanskritschrift.

Abhandlungen der Deutschen Akademie der Wissenschaften zu Berlin. Klasse für Sprachen, Literatur und
Kunst. Teil 3, 1951, S. 307ff
Teil 1: Einführung und Sanskrittext, 1952,8
Teil 2: Die Textbearbeitung, 1954,3
Teil 3: Die Textbearbeitung, 1950,3
Akademie Verlag, Berlin, 1951-1956
[139] D. L. Snellgrove: a. a. O.
[140] J. Dumarcay: Histoire Architecturale du Borobudur.
Publication de l'Ecole Francaise d'Extreme Orient. Memoires Acheologiques XII. S. 39
Ecole Francaise d'Extreme Orient, Paris, 1977
[141] J. Dumarcay: a. a. O.; Platte LV
[142] F. C. Wilson: Die Buddha-Legende auf den Flachreliefs der ersten Galerie des Stupa von Borobudur, Java.
Veröffentlichung des Forschungsinstitutes für vergleichende Religionsgeschicte an der Universität Leipzig.
Leipzig, Harrassowitz, a. a. O.
[143] N. J. Krom: The Life of Buddha on the Stupa of Barabudur according to Lalitabistara text.
Nijhoff, The Hague, 1926

Durch diese Form der Symbole wird zum Beispiel eine berühmte und auch bei uns bekannte Formel erklärt:

Om Manipadme Hum, das ist.

Om O Juwelenlotus Hum; das wird interpretiert als

Om = a u m, Sinnbild für Buddha, Lehre, Gemeinde.

Hum vertreibt die Dämonen.

Manipadme ist das Bild für Buddha, der Edelstein,

der im Lotus, der Welt, erschienen ist.[144]

Für Buddha steht die Keimsilbe „A".

Ein japanisches Bild zeigt die Kombination eines Silben-Mandala mit einem Gemälde:

Die Keimsilbe „A" steht im Zentrum einer Lotusblüte.

Diese ruht wieder auf einer Lotusblüte.

Bild für Buddha, erschienen im Lotus.[145]

Eine andere Abbildung zeigt die zentrale Silbe „A" im Blütenboden des Lotus.

Auf den acht Lotusblütenblättern befinden sich in den Richtungen des Kreuzes ebenfalls vier Silben „A", Symbole des Buddha. In dem dazwischen liegenden Diagonalkreuz stehen vier Silbensymbole für Buddhaanwärter, Boddhisattvas.[146]

Bildliche Darstellungen des Allbuddha Vairocana zeigen den Buddha im Zentrum, umgeben von vier Buddhas in den Hauptrichtungen des Kompass und vier Göttinnen im Diagonalkreuz. Das Ganze bildet ein Quadrat mit neun Teilen.[147]

Ein Kreis umfängt das Kalacakra, das Rad der Zeit.[148]

In den Richtungen des Kreuzes finden sich wieder vier Buddhas,

in den Richtungen des Diagonalkreuzes wieder vier Göttinnen.

Um sie herum sind 16 Boddhisatwas und vier Torwächter angeordnet.

Das grosse umgebende Quadrat hat vier Tore.

Um dies Quadrat sind zwei Kreise gezeichnet.

Diese Figur führt zum letzten Mandala, das ich hier besprechen will:

Vom 21. bis 27. Oktober 1932 wurde in Peking das Ritual des Kalacakra, Rad der Zeit, durchgeführt.

Dadurch sollte eine Erlösung Chinas von der Gewalt seiner Feinde und eine allgemeine Befriedung der Welt bewirkt werden, nach Vorstellung der chinesischen Buddhisten.

Vor der Feier wurde von den Priestern ein grosses Mandala hergestellt.

Im Zentrum lag die „Götterstadt", ein dreifaches Quadrat.

An jeder Seite dieser drei Quadrate befand sich ein dreiteiliges, dreistöckiges Tor.

Um die Götterstadt waren sechs Kreise angeordnet.

Am ersten Tag verwandelte sich der Grosslama in Gott und weihte das Wasser. Dann wurden die Teilnehmer mit Weihwasser gereinigt.

Am zweiten Tag trugen sieben Lamas mit Boddhisattvakronen sieben grosse Gefässe, die sie hin und her wiegten. Dann wurde das geweihte Wasser dreimal an die Gläubigen verteilt. Von einem goldenen Teller wurden Speiseopfer gebracht.

[144] H. von Glasenapp: a. a. O., S. 94

[145] D. L. Snellgrove: a. a. O., S. 433

[146] D. L. Snellgrove: a. a. O., S. 432

[147] D. L. Snellgrove: a. a. O., S. 427

[148] B. C. Olschak: a. a. O., 1973, S. 111

Danach umwandelten die Gläubigen dreimal im Rechts-Kreis das Mandala und traten dadurch sinnbildlich in die Götterstadt ein, wurden eins mit Kalacakra, dem Buddha.
Am dritten Tag wurde von zehn Lamas im Schmuck der schrecklichen Gottheiten eine ähnliche Weihe durchgeführt.
Am vierten Tag wurde den schrecklichen Gottheiten geopfert.
Am fünften Tag empfing der Grosslama die Geweihten.
Am sechsten Tag brachte er das Feueropfer dar:
Ein Holzstoss wurde entzündet, der Feuergott aufgefordert, in dem mitten auf dem Feuer stehenden achtblättrigen Lotus Platz zu nehmen. Dann wurde Kalacakra eingeladen, sich von seinem Mandala ins Feuer zu begeben und mit dem Feuergott eins zu werden.
Am siebten Tag wurde das Mandala entweiht, zerstört und die Reste zu der ausserhalb Pekings gelegenen „Edelsteinquelle" gebracht, von wo sie ins Meer fliessen sollten.[149]

Das Mandala des Kalacakra wird in einer Abbildung aus Tibet gezeigt.[150]
Nach Angabe der Autorin zeigt es die konzentrierte „Essenz" des Diamant-Weges, den Weg des Adi-Buddha, Adi-Yana. Es führt den Betrachter von den unzähligen irdischen Phänomenen zurück zu dem einen geistigen Ursprung, jenseits von Formen und Namen, jenseits von Worten und Bildern. Der Zyklus der Zeit, das Rad der Zeit, Kalacakra, wird personifiziert dargestellt als zentrale Person im zentralen Kreis.
Um dies Zentrum herum sind die 56 Manifestationen des Kalacakra dargestellt:
Auf den acht Armen eines Doppelkreuzes findet man jeweils sieben Manifestationen Kalacakras. Die jeweils mittlere Personifizierung, also jeweils die vierte Position, ist weiss.

---

[149] H. von Glasenapp: a. a. O.
[150] B. C. Olschak: a. a. O., 1973

7. Kapitel: Das Urbild in Peking, Japan und Deutschland des 20. Jahrhunderts.

1. Tore und Tempel von Peking.

In Peking fand das Ritual des Kalacakra statt.

Es dauerte sieben Tage und sein Mandala bestand aus neun Hauptstrukturen, sechst Kreisen und drei zentralen Quadraten.

Diese symbolische Strukturierung findet sich auch in der Hauptachse der Stadt Peking, der Süd-Nord-Strasse: „Sie ist gewissermassen das Rückgrat des alten Peking.“[151]

Diese Strasse führt durch die vier Städte Pekings,

die äussere Stadt,

die innere Stadt,

die Kaiserstadt,

die verbotene Stadt.

Das erste Tor an der Süd-Nord-Strasse liegt in der Mitte der Südmauer der äusseren Stadt. Es ist das Haupttor der sieben Tore der äusseren Stadt.[152]

Sein Name ist Yung-Ting-Men.

Direkt hinter ihm liegen der gewaltige Himmelstempel und der Ackerbautempel.

Das zweite Tor liegt in der Mitte der Südmauer der inneren Stadt.

Sein Name ist Ch'eng-Yang-Men, Tor direkt zur Sonne.

Westlich davon liegt das Tor des Todes, östlich das Tor des Glücks.[153]

Das dritte Tor ist das Tien-An-Men, Tor des himmlischen Friedens.

Vor ihm fliesst ein Kanal entlang, der den Namen Goldwasserfluss trägt.

Über diesen Fluss führen sieben Steinbrücken.[154]

Früher wurden vom Tien-An-Men aus kaiserliche Befehle erteilt:

Alle Beamten knieten vor den sieben Brücken.

Der Befehl wurde in den Schnabel eines goldenen Phönix gelegt.

Dann liess man den Phönix vom Tor herunter und ein Beamter nahm ihn auf einem hölzernen Tablett in Wokenform entgegen.

Heute ist das Tien-An-Men Symbol auf dem Staatswappen der VR China.

Bei Feiertagen hängen acht grosse rote Palastlaternen zwischen seinen Säulen und acht rote Fahnen flattern zu seinen beiden Seiten.

Das vierte Tor ist das Duan-Men der Kaiserstadt.

Das fünfte Tor schliesslich ist das Wu-Men, Mittags-Tor, das südliche der vier Tore der verbotenen Stadt. Es hat einen Überbau, den man den Turm der fünf Phönixe nennt. Hinter diesem Tor fliesst der Innere Goldwasserfluss, über ihn führen fünf Steinbrücken.

Das sechste Tor ist das Tai-Ho-Men, Tor höchster Harmonie.

---

[151] NN: Führer durch Peking. S. 9
Verlag für fremdsprachige Literatur, Peking, 1960.
[152] C. Siren: The Walls and Gates of Peking.
John Lane the Bodley Head Limitid, London, 1924
[153] C. Siren: a. a. O.
[154] NN: a. a. O. 1960

Es führt zum grossen Palasthof. In der Mitte der nördlichen Hofseite stehen hintereinander drei Hallen, erhöht auf einem Podest, die drei grossen Hallen:

Tai-Ho-Diän   Halle der höchsten Harmonie.
Dschung-Ho-Diän   Halle der vollkommenen Harmonie.
Bao-Ho-Diän   Halle der Erhaltung der Harmonie.

Die siebte Etappe nach den sechs Brücken, der Tai-Ho-Diän, die Halle der höchsten Harmonie, war der Saal der Thronbesteigung und der Veröffentlichung wichtiger Regierungserlasse. Die Decken-Dekoration zeigt im Zentrum eine Halbkugel, umgeben von einem Kreis. Dieser wird von einem Achteck umgrenzt, das wiederum von zwei Achtecken umgeben ist.[155]
Nördlich dieser drei grossen Hallen liegen die Neting, die Inneren Gemächer, der Palastpark dahinter. Die Südachse endet mit dem Trommelturm und dem Glockenturm.

Mir scheint dies System von sechs Toren und drei grossen Hallen, ebenso wie die Namen Goldwasserfluss mit je sieben und fünf Brücken und die achteckige Dekoration mit unserem Urbild in Beziehung zu stehen.

Diese Vermutung scheint durch den Himmelstempel bestätigt zu werden.
Der Umriss des Himmelstempels besteht aus einem Quadrat im Süden mit einem aufgesetzten Halbkreis im Norden. Dem Autor der VR China symbolisiert dies „die quadratische Form der Erde und die runde Form des Himmelsgewölbes."[156]
Betritt man den Himmelstempel durch das Hsi-Tiän-Men, das westliche Himmelstor, so gelangt man nach 500 Metern weg durch einen Wald zu einer 2,5 Meter hohen Terasse.
Auf ihr sind die Hauptgebäude des Himmelstempels entlang einer Nord-Süd-Achse angelegt.

Im Norden liegt die Halle des Ernteopfers, eine runde Halle mit dreistufigem Dach, auf einem dreistufigen Sockel.
Das dreistufige Dach wird von achtundzwanzig Säulen getragen.
Die vier zentralen Säulen des Drachenbrunnens symbolisierten die vier Jahreszeiten.
Der Fussboden der Halle zwischen ihnen zeigt eine Marmorscheibe mit Phönix und Drachen.
Die zwölf Säulen der mittleren Reihe symbolisieren die zwölf Monate und
Zwölf Säulen der äusseren Reihe die zwölf Tageszeiten.
Zum Bauwerk führen acht Treppen, diese sind wie ein Doppelkreuz angeordnet.

Südlich von der Halle des Ernteopfers liegt die kleinere Halle Huangtjungyü, ebenfalls als Rundbau angelegt. Zu ihr führen vier kreuzförmig angelegte Treppen.

Südlich davon liegt der Himmelsaltar, Huangtjiu.
Dies ist eine runde, in drei Stufen erbaute Terasse aus schneeweissem Stein.
Der Platz rund um den Himmelsaltar ist von einer doppelten Mauer umgeben, einer äusseren quadratischen und einer inneren runden.
Der Altar selbst ist durch die Zahl Neun strukturiert.
In der Mitte der obersten Terasse befindet sich eine runde Steinplatte, umgeben von neun Platten. Zusammen bilden sie den ersten Ring.
Der darum angeordnete zweite Ring hat achtzehn, der dritte Ring siebenundzwanzig Platten.
Und so hat jeder Ring n mal Neun Platten.
Die oberste Terasse hat insgesamt neun Ringe.

---

[155] Chien-Chu-Li-Lun-Fang-Shih-Yen-Chiu-Shih-Pien: The Ancient Buildings of Peking.
Cultural Objects Press, Peking, 1959. Abb. 27
[156] NN: a. a. O., 1960, S. 97

Der unterste, der siebenszwanzigste Ring hat also n mal Neun gleich zweihundertdreiundvierzig Ringe.

Jede Terasse hat vier Tore in den Haupthimmelsrichtungen, zu jedem Tor führen jeweils neun Stufen.
Die Terassen sind von Balustraden umgeben, deren Plattenzahl ebenfalls durch Neun teilbar ist.

Als Erklärung für diese Betonung der Zahl Neun schreibt der Autor aus der VR China:
„Die Kaiser betrachteten ihre Person als Verkörperung der Sonne und des Himmels und gingen daher bei Bauarbeiten von der Zahl Neun aus."[157]

Die Zahl Neun steht also auch in Peking für das Göttliche.
Der Weg zur Sonne, personifiziert durch den Kaiser, führt durch die sechs Tore zu den drei grossen Hallen.
Das chinesische Buch vom Weg aber heisst: Tao Te Tsching.
Der Inhalt dieser Begriffe soll im nächsten Kapitel besprochen werden.

  2. Die Bedeutung des Begriffes „Tao – Weg" im alten China.
Das älteste chinesische Schriftzeichen für Tao besteht aus drei Elementen.[158]
Die ersten zwei Elemente bedeuten Auge und vom Himmel wie Regen herabströmende Lebenskraft. Ihre Vereinigung symbolisiert die vom Himmel herabströmende Kraft auf das Auge, die Erleuchtung. Das dritte Zeichen zeigt eine zum Gebet erhobene Hand, die um eben diese Erleuchtung bittet.
Bei dem jüngeren Zeichen für Tao ist an die Stelle der Hand das Zeichen für Fuss getreten.[159]
An die Stelle der Bitte um Erleuchtung ist also der Weg, die Bewegung zur Vollkommenheit, getreten.
Dieser Zeichenanalyse entspricht die Verwendung in den uralten Büchern der Chinesen aus dem zweiten Jahrtausend vor Christi Geburt: Schuking und Yih-King.
Im Yi-King wird der Begriff Tao zur Bezeichnung des sittlichen Weges, des Weges der Pflicht verwandt.
Im Schuking steht Tao für Weg der Pflicht, Weg der Vollkommenheit, Weg des Himmels und dreimal scheint es für „Fluss-Lauf" zu stehen.
Einmal heist es „Tao wird aufgespeichert in einer Person".
Dies scheint der ursprünglichsten Bedeutung nahe zu kommen, Tao gleich Himmelkraft, Quelle alles Seins, die im Menschen gespeichert werden kann.[160]
Das alte Bildzeichen für Te zeigt einen Menschen links und rechts ein Kreuz, ein Auge und ein Herz.[161]
Das Zeichen Te ist also die Menge Tao, die der Mensch schon erlangt hat, Te ist die Kraft, die von der Einverleibung der himmlischen Kraft auf den Menschen gekommen ist.
Wer kein Te hat, ist vom Tao abgekommen, so steht es im Schuking:
Fan tao pai te = Sie verlassen den Weg und verderben Te.[162]
Tsching nun endlich ist diese „das All durchflutende Lebenssubstanz".[163]

---

[157] NN: a. a. O., 1960, S. 101
[158] E. V. Zenker: der Taoismus der Frühzeit.
Akademie der Wissenschaften in Wien, Philosophisch Historische Klasse, Sitzungsberichte 222. Band, 2. Abh. Hölder – Pichler – Tempsky, Wien, 1945. S. 6
[159] E. V. Zenker: a. a. O., S. 6
[160] E. V. Zenker: a. a. O., S. 8
[161] E. V. Zenker: a. a. O., S. 11
[162] E. V. Zenker: a. a. O., S. 12
[163] E. V. Zenker: a. a. O., S. 13

Tsching bedeutet Atmen. Das Zeichen zeigt links ein Doppelkreuz.[164]
Der Atem ist gleich der Lebensluft, das Leben, die Seele.
Die ursprüngliche Bedeutung ist „Der weisse, geniesbare Kern des Reiskorns, also des feinsten Teils jener Frucht, die alles ernährt und erhält, dann das feinste Wesen, die Essenz einer jeden Sache, das Reine, Lautere, Wesenhafte auch in abstracto.
In weiterer Ableitung wird tsching auch der Same, aus dem neues Leben hervorgeht und in dem ja die Essenz des neuen Wesens steckt."[165]
Die Lebenskraft Tsching aber strömt vom Himmel.
Der Himmel Tien ist das höchste Wesen.
Er ist unerschaffen, unwandelbar, die ewige Wahrheit und Fülle.
Er ist die Vollkommenheit (Te) und damit das höchste Tao.
Der Himmel bewegt sich aus sich selbst, er ist der einzige rechte Weg, der Weg des Himmels, Tien-Tao.
„Wenn der Weg des Menschen (jin tao) dem Weg des Himmels (tien tao) entspricht, dann herrscht Glüc und Frieden im irdischen Reich (tien hsia, unter dem Himmel).
Der Kaiser des Reiches, der untere Kaiser, ist der Sohn des Himmels, des oberen Kaisers.
Er ist der Stellvertreter des Himmels und hat dafür zu sorgen, dass das tao des Menschen mit dem tao des Himmels übereinstimmt, denn ist dies nicht der Fall, kommt alles erdenkliche Unheil über die Menschen und das Reich, und die volle Verantwortung dafür trägt der Kaiser."[166]

Auf der Basis dieser Erläuterungen möchte ich drei Kapitel aus dem Buch des Laotse in der Übersetzung von E. Schwarz zitieren:
„ein etwas gibt es, aus dem chaos geworden
früher als himmel und erde entstanden
ein einsam-stilles, endlos-weites
in sich allein, unwandelbar
kreisend, nie sich erschöpfend
des alls urmutter könnte man es nennen
ich kenne seinen namen nicht
ich nenne es Dau
und da ich es bezeichnen muss
nenn ich es gross
gross – da es entfliesst
entfliesst – ist also fern
fern – und kehrt doch zurück
so ist das Dau gross
gross ist der himmel
gross die erde
gross auch das königliche
viere grosse dinge gibt es in der welt
eines davon ist das königliche
es folgt der mensch der erde
die erde folgt dem himmel
der himmel folgt dem Dau
das Dau folgt sich selbst."[167]

---

[164] E. V. Zenker: a. a. O., S. 12
[165] E. V. Zenker: a. a. O., S. 13
[166] E. V. Zenker: a. a. O., S. 21-22
[167] E. Schwarz: Laudse: Daudedsching.
Reclam junior, Leipzig, 1973. S. 8

„besässe einer überragendes wissen
er würde wandern die breite strasse des Dau
und ängstlich krumme wege meiden.
eben und gerade ist die grosse strasse des Dau
doch die menschen lieben nebenpfade."[168]

„höchste güte ist wie das wasser
gut tut es den dingen und streitet mit keinem
das niedrige, das alle verachten füllt es
so gleicht es dem Dau.
beim Hausbau sei der ort gut gewählt
beim herzen seine tiefe gut ergründet
beim geben der gebende gutgesinnt
bei worten die wahrheit gut erwogen
beim regieren der staat gut geordnet
beim werk der tüchtigste gut ausgesucht
beim handeln gut gewählt die zeit
nur wer ohne wasser streitet mit keinem ist ohne leid."[169]

Ideen, die bei uns nur noch im Märchen überlebten, waren also chinesische Staatsreligion für Jahrtausende. Und in Japan sind die Lehren vom rechten Weg noch heute offizielle Staatsreligion.

   3.   Der Shin-To, die japanische Staatsreligion des 20. Jahrhunderts.
Shin-To, in anderer Lesart Kami-No-Michi bedeutet der Weg des Kami.[170]
Kami scheint ursprünglich dieselbe Bedeutung wie Tsching im chinesischen gehabt zu haben: Göttliche Lebenskraft der Natur, der Steine, Pflanzen, Tiere, Menschen, der Sonne und des Himmels.[171]
Darüber hinaus aber verbindet der Begriff Kami den Japaner mit seinen Mythen, einer bis ins zwanzigste Jahrhundert lebendigen Mythologie.
Was unsere Märchen für Kinder berichten, überliefern diese Mythen den Erwachsenen Japans. Durch sie wurde der Herrschaftsanspruch des Kaisers, die staatliche Ordnung und das Nationalgefühl der Japaner geschaffen und erhalten.
Erstaunlich ist nun der Inhalt dieser Mythen.
Einiges soll kurz aus dem Werk Wheelers referiert werden[172]:

Das Kami der menschlichen Gestalt war „klar und leuchtend wie ein Kristall", „wie ein Horn, wie ein Schilfrohrschössling, der sich aus dem Schlamm erhebt." „Aus den Knospen des Schilfrohrschösslings sprangen zwei Kami
Pleasant reed sprout prince elder
Eternal sky stander."
„Pleasant reed sprout elder aber war ein göttlicher Mensch."[173]

---

[168] E. Schwarz: a. a. O., S. 109
[169] E. Schwarz: a. a. O., S. 64
[170] G. Kato: Le Shinto
Annuals du Musee Guimet, Bibliotheque de vulgarisation, Tome 50
Librairie onrientale P. Geuthner, Paris, 1931
[171] W. Kohler: a. a. O.
[172] P. Wheeler: The sacred scriptures of the Japanese.
Henry Schumann, New York, 1952
[173] P. Wheeler: a. a. O., S. 4

(Dieses Bild erinnert mich sehr an die Lotusblüte mit dem Juwel im Zentrum, dem Buddha, göttlichem Mensch und Gott.)
Danach entstanden noch sieben Himmelsgenerationen.
Ein Kami-Paar, Kinder der „Awful Lady" wurden Herrscher der Erde.
Das Land hiess „Fruitful reed plain land of fresh rice"[174].
Durch die Geburt des Feuer Kami „Fire shining swift male" wurde die weibliche Kami verletzt und starb. Sie wurde daraufhin Herrscherin des „Nether land", der Unterwelt.
Einer ihrer Namen war jetzt „Road reaching great kami"[175]
(Dieser Name erinnert mich an Mulua-Satene, die Herrin der Menschen in früherer Zeit, die nach Errichtung der Spirale von der Erde ging.)
Der männliche Kami erschuf nun
„Great sky shiner", die Sonne,
„Moon darkness possessor", den Mond,
„Brave swift impetous male", den Herrscher der Erde.
Dieser Herrscher der Erde war unzufrieden, liebte die Zerstörung und verursachte den Tod vieler Menschen. Er vernachlässigte die Herrschaft über die Erde und „dadurch wurden die grünen Berge zu verdorrten Bergen und alles Flüsse und Seen trockneten aus."[176]
Dann startete er einen Angriff gegen die Sonne.
Und seine Untaten wurden grösser und grösser und schliesslich verletzte er die Sonne.
Diese versteckte sich.
Erst die Gebete anderer Kami brachten sie wieder hevor und „sowohl die Plain of the high sky als auch das Central land of reed plains wurden wieder hell, so dass alle sich wieder von Angesicht zu Angesicht erkennen konnten."[177]
(Diese Überlieferung von der Dunkelheit und dem Licht wird in fast identischen Worten von den Polynesiern in der Geschichte von den beiden Brüdern und ihrer Suche nach dem Lande des Lichts überliefert.)
Wegen seiner Untaten wird der Herrscher der Erde verdammt und von de Erde verbannt:
„Dein Verhalten war unwürdig.
Du sollst weder den Himmel bewohnen, noch das zentrale Land der Schilfebenen, geh rasch zur Unterwelt."[178] Er geht und es regnet und stürmt, während er geht.
Doch dann kehrt er noch einmal um und versucht wieder den Himmel zu ersteigen. Und er stört Himmel und Erde, „das Meer wurde wild und rauchte, die Berge und Flüsse wurden erschüttert, die Hügel stöhnten laut und jedes Land wurde von Erdbeben heimgesucht."[179]
In einem Wettstreit mit der Sonne erzeugt er acht Kamis, The eight princely ones, einer davon ist der Ahnherr des japanischen Kaisergeschlechtes:
„Truly conqueror I conquer swift sun sky great great ears."[180]
Dann erst steigt er hinab.
In einem Land auf seinem Weg trifft er Menscen, die von der „Eight forked serpent of Koshi" erzählen. Diese frisst jedes Jahr ein Mädchen. Ihr Leib kriecht über acht Täler und acht Hügel.
Er tötet sie und zerschneidet sie in acht Stücke.
Dann singt er das Lied von den acht Wolken und erzeugt den Herrn der acht Inseln.
Danach vergrössert er das Land der acht Wolken aufsteigendes geheiligtes Land.
Schliesslich geht er endgültig in die Unterwelt.
Seine Nachfolger und Nachkommen streiten und bekriegen sich.[181]

---

[174] P. Wheeler: a. a. O., S. 5
[175] P. Wheeler: a. a. O., S. 17
[176] P. Wheeler: a. a. O., S. 22
[177] P. Wheeler: a. a. O., S. 28
[178] P. Wheeler: a. a. O., S. 28
[179] P. Wheeler: a. a. O., S. 29
[180] P. Wheeler: a. a. O., S. 30
[181] P. Wheeler: a. a. O.

Ein anderes Bild zeigt den missratenen Sohn des Herrscherpaares der Erde, der in ein Schilfboot gesetzt wird und Wind und Wellen übergeben wird.[182]
In Erinnerung an dies Ereignis wird noch heute in einem Ritus eine Puppe im Schilfboot den Wellen übergeben.[183]

Mir scheint dieser japanische Mythos wie unser Märchen von den Goldkindern, den zwei Brüdern, die in die Welt hinausgehen, die Überlieferung des Schicksals der Sonnenkönige zu sein, die von ihrem Land „Fruchtbare Schilf Ebene Land des frischen Reis" durch Naturkatastrophen vertrieben wurden.
Auch der Mythos von den beiden Brüdern in Südamerika gibt davon Kunde.[184]
Interessant ist dabei die Paralelle zwischen dem Ahnherrn des japanischen Kaisergeschlechtes und dem Gründer der Inka-Dynastie.
„Der wahre Eroberer – Ich erobere – der schnelle Sonnen Himmel – Gross – Gross Ohren" Kami aus Japan findet seine Entsprechung in Peru in der Person des Tiki, des sagenhaften Gründers der Riesenstadt Tiahuanaco, dem Mann mit den „Grossen Ohren". Auf sein Geheiss hin veränderten auch seine Nachfolger, die Sonnesöhne Perus, die Inkas, ihre Ohren. Ihr Name war daher auch „Grosse Ohren".
Tiki verschwand mit seinen Männern der Sage nach im Pazifik.
Und tatsächlich tauchen auch dort die „Langohren" auf, auf den Osterinseln.
Neben der Darstellung auf den berühmten Steinfiguren war „Langohr" die Bezeichnung für eine Gruppe von Osterinsulanern, die im 16. Jahrhundert von den „Kurzohren" ausgerottet wurden. Europäische Seefahrer aber beobachteten an einigen Orten Polynesiens noch Männer mit künstlich verlängerten Ohrläppchen. Zum Teil waren die Ohren so lang, dass sie hinter dem Kopf geknotet werden konnten.[185]
In Japan tauchen die „Langohren" noch heute auf Buddhabildnissen auf.
Neben einer Spirale zwischen den Augenbrauen auf der Stirn sind grosse, lange Ohren Attribute Buddhas.[186]

Söhne der Sonne, Goldkinder,
das war der Titel der Herrscher des Anfangs der „vierten Welt",
von Ägypten über Japan bis Peru – Zufall nur, Mythos, ein Märchen?

Für die Japaner ist dieser Mythos bis vor kurzem die „Wahrheit" gewesen.
Er war so lebendig und wahr, dass sie aufgrund dieser Überlieferungen sich als Nachfolger der Sonnensöhne zur Weltherrschaft berufen fühlten.

4. Der Weg im Deutschland des 20. Jahrhunderts.
Der Kaiser Japans, der Tenno, leitet sich direkt vom Sonnen-Kami ab.
Er war der letzte Sohn der Sonne mit weltlicher Macht.
Seine Herrschaft wurde am 1. 1. 1946 durch eine Radiosendung beendet.
Durch diese erklärte der Kaiser offiziell, er sei kein Gott.[187]
Er tat dies, nachdem vier Monate vorher über Hiroshima die Atombombe explodiert war.

---

[182] P. Wheeler: a. a. O.
[183] F. K. Numazawa: Die Weltanfänge in der japanischen Mythologie.
Internationale Schriftenreihe für soziale und politische Wissenschaften. Ethnologische Reihe II
Stocker, Luzern, 1946
[184] C. Lévi-Strauss: a. a. O.
[185] T. Heyerdahl: a. a. O.
[186] W. Kohler: a. a. O.
[187] W. Kohler: a. a. O.

Die Atombombe mit ihrem langsamen Tod für die Menschen, die Ankündigung der Eröffnung des Brunnens des Abgrunds, dessen Rauch die Menschen quälen wird, dass sie den Tod suchen werden.

Er tat dies, nachdem acht Monate vorher sein Verbündeter, der „Führer Deutschlands" durch Selbstmord seinen Weg beendet hatte. Dessen Symbol war das Hakenkreuz und seine Waffe war das Wort. Sein Begleiter Göbbels sagte von diesem Wort und diesem Mann:

„Unser Volk kann sich glücklich schätzen,
über sich eine Stimme zu wissen, auf die die Welt lauscht,
eine Stimme, die gesegnet ist,
Worte zu Gedanken zu formen
und mit Gedanken eine Zeit in Bewegung zu setzen."[188]

„Er sagt das, was ihm aus dem Herzen kommt,
und es geht deshalb auch unmittelbar in das Herz des Zuhörers hinein.
Er besitzt die wunderbare Gabe, mit dem Instinkt zu wittern, was in der Luft liegt.
Er hat die Fähigkeit, es so klar, logisch und einschränkungslos zum Ausdruck zu bringen,
dass der Zuhörer in die Meinung versetzt wird,
es sei seit je seine Ansicht gewesen, was da vorgetragen wird.
Das ist das eigentliche Geheimnis der magischen Wirkung einer Hitler-Rede."[189]

„Das gesprochene Wort aber entfacht
mit der geheimen Magie seiner unmittelbaren Wirkung die Sinnen und Herzen de Menschen.
Es wird mit Auge und Ohr vernommen,
und die mitreissende Wucht von Menschenmassen,
die sich durch den Klang einer menschlichen Stimme ergreifen lassen,
zieht auch den noch Schwankenden und Zweifelnden unwiderstehlich in ihren Bann."[190]

„Immer wieder kreist sein Wort um den zentralen Gedanken der Volk- und Nationwerdung unserer Rasse. (...)
Immer aus Neue werden den Massen dieselben grossen, tragenden Gedanken unserer völkischen Wiedergeburt eingehämmert."[191]

Göbbels vergleicht Hitler direkt mit dem Sohn des Lichts:

„Wir aber, die wir das Glück haben, täglich um ihn sein zu dürfen,
empfangen nur Licht von seinem Licht,
und wollen im Zuge, der von seinen Fahnen geführt wird,
nur seine gehorsamsten Gefolgsleute sein. (...)
Und wie wir, die eng um ihn versammelt stehen,
so sagt es zu dieser Stunde der letzte Mann im fernsten Dorf:
„Was er war, das ist er
und was er ist, das soll er bleiben.

---

[188] J. Göbbels: Der Führer als Redner (S. 27-34). Unser Hitler (S. 85-88)
In: Adolf Hitler; Bilder aus dem Leben des Führers.
Cigaretten Bilderdienst, Altona, 1936. S. 33
[189] J. Göbbels: a. a. O., S. 31
[190] J. Göbbels: a. a. O., S. 30
[191] J. Göbbels: a. a. O., S. 33

Unser Hitler."[192]

Nur folgerichtig ist sein Symbol nun auch das Hakenkreuz.

Das uralte Sonnensymbol Europas ist in Indien als Zeichen Buddhas nachweisbar.[193]
Bei den Hopi in Amerika ist es ein Symbol der Wanderung.[194]

Und nun wurde es das Symbol des Führers.
Folgende Liedtexte aus dem Jahre 1931 mögen das zeigen:
„Es schau'n aufs Hakenkreuz voll Hoffnung schon Millionen,
der Tag für Freiheit und für Brot bricht an."[195]

„Fürs Hakenkreuz, auf blutig Rot,
Gehen wir mit Freuden in den Tod."[196]

„Wir sind das Heer vom Hakenkreuz,
Hebt hoch die roten Fahnen."[197]

„Drum dankt dem Führer, der ihn geht,
Und ist der Weg auch steil,
Des Hakenkreuzes Fahne weht,
Die Sturmstandarte leuchtend steht,
Heil unserm Führer, Heil."[198]

Doch der, der aussah wie ein Lamm, redete wie ein Drache.
Und sein Weg führte nicht zum Licht, sondern zu Zerstörung und Tod.
Und danach standen die Menschen in dem selbst erzeugten Chaos.

Und de Dichter seiner Generation, Wolfgang Borchert,
schrieb 1946 über die Motive „Weg" und „Tor":

„Die Strasse wartet, Beckmann, komm!
Beckmann: Du! Wo geht sie hin, du.
              Wo sind wir?
              Sind wir noch hier?
              Ist dies noch die alte Erde?
              Ist uns kein Fell gewachsen, du?
              Wächst uns kein Schwanz, kein Raubtiergebiss, keine Kralle?
              Gehen wir noch auf zwei Beinen?
              Mensch, Mensch, was für eine Strasse bist du?
              Wo gehst du hin?
              Antworte doch, du Anderer, du Jasager!
              Antworte doch, du ewiger Antworter!

---

[192] J. Göbbels: a. a. O., S. 88
[193] D. L. Snellgrove: a. a. O.
[194] F. Waters: a. a. O.
[195] G. Groschwitz: SA Marschlieder Album.
Sunnwend, Leipzig, 1931. S. 3
[196] G. Groschwitz: a. a. O., S. 10
[197] G. Groschwitz: a. a. O., S. 11
[198] G. Groschwitz: a. a. O., S. 15

A:	Du verläufst dich, Beckmann, komm,
	bleib oben, deine Strasse ist hier!
	Höre nicht hin.
	Die Strasse geht auf und ab.
	Schrei nicht los, wenn sie abwärts geht und wenn es dunkel ist
	die Strasse geht weiter und überall gibt es Lampen:
	Sonne, Sterne, Frauen, Fenster, Laternen und offene Türen.
	Schrei nicht los, wenn du eine halbe Stunde im Nebel stehst, nachts, einsam.
	Du triffst immer wieder auf die andern!
	Komm, Junge, werd nicht müde!
	Hör nicht hin, auf die sentimentale Klimperei des süssen Xylophonspielers
	hör nicht hin.
B.:	Hör nicht hin?
	Ist das deine ganze Antwort?
	Millionen Tote, Halbtote, Verschollene, das ist alles gleich!
	Und du sagst: Hör nicht hin!
	Ich habe mich verlaufen?
	Ja, die Strasse ist grau, grausam und abgründig.
	Aber wir sind draussen auf ihr unterwegs,
	wir humpeln, heulen und hungern auf ihr entlang,
	arm, kalt und müde."[199]
	„Soll ich weiterhumpeln auf der Straße?
	Neben den anderen?
	Sie haben alle dieselben gleichen gleichgültigen entsetzlichen Visagen.
	Und sie reden alle so unendlich viel,
	und wenn man dann um ein einziges Ja bittet,
	sind sie stumm und dumm, wie – ja, eben, wie die Menschen.
	Und feige sind sie.
	Sie haben uns verraten.
	Wie wir noch ganz klein waren, da haben sie Krieg gemacht.
	Und als wir grösser waren, da haben sie vom Krieg erzählt.
	Begeisert.
	Immer waren sie begeistert.
	Und keiner hat uns gesagt, wo wir hingingen.
	Keiner hat uns gesagt: Ihr geht in die Hölle.
	O nein, keiner."[200]
	„Wir stehen alle draussen.
	Auch Gott steht draussen, und keiner macht ihm mehr eine Tür auf.
	Nur der Tod, der Tod hat zuletzt doch eine Tür für uns.
	Und dahin bin ich unterwegs.
A.:	Du musst nicht auf die Tür warten, die der Tod uns aufmacht.
	Das Leben hat tausend Türen.
	Wer verspricht dir, dass hinter der Tür des Todes mehr ist als nichts?
B.:	Und was ist hinter den Türen, die das Leben uns aufmacht?
A.:	Das Leben!
	Das Leben selbst!
	Kommt, du musst weiter."[201]

---

[199] W. Borchert: Draussen vor der Tür.
Insel, Leipzig, 1960. S. 50-51
[200] W. Borchert: a. a. O., S. 65
[201] W. Borchert: a. a. O., S. 57

8. Kapitel: Die Fünfermenschen.

Die Spur der Neunermenschen hat uns zu den Hochkulturen und den Weltreligionen geführt.
Die Fünfermenschen scheinen dagegen in einem eher bescheidenen Rahmen zu leben.
Wandervölker im Kongobecken, Wildbeuter in Ostafrika, der Bantu Laduma Madelas in
Südafrika und ein wandernder Sänger aus Westafrika gaben in ihren Gesängen und
Geschichten die Botschaft der Fünfermenschen an weisse Menschen weiter.
Schon bekannte Motive und formale Strukturen kehren wieder.
Altvertraute Botschaften erklingen aufs Neue.

1. Das Urbild bei den Kassaiden.

Ausgehend von der Schilderung der ersten Begegnung des Deutschen Frobenius mit einem
Kassai sollen Variationen des Urbildes in Geschichten der Kassaiden nachgewiesen werden.

Ein Kopf – Ein Schicksal.
Der Völkerkundler Frobenius schrieb in seinem Reisetagebuch:
„Es war am Abend eines Herbsttages 1905.
Ich stand am Ufer eines der tausenden kleinen Gewässer, die sich zum Fluss Lulua, dann zum
Strom Kassai, endlich zum gewaltigen Kongo vereinigen.
Uns trennten nur noch wenige Marschtage von Wissmanns Luluaburg, jener Station, die er
(...) mitten in das Herz des Kassaibeckens gelegt hatte, in das Land des prächtigsten aller
Negervölker, der zierlichen, klugen, kunstfertigen, dichterisch hochveranlagten Bena Lulua.
(...) Zwischen den Büschen tauchte eine drollige Figur auf, ein zierlicher kleiner Neger.
Als er ganz nahe war, öffnete er die Lippen und sang mit ganz leiser Stimme näselns:
„Seht Kalamba,
wie er die Tschipulumpa (Feinde der Religion Kalambas) vernichtet,
wie er Lubuku (das Land der Freundschaft) bereitet.
Es gibt viele Bena Lulua,
Es hat nur den einen Kalamba Munene gegeben.
Der Mensch stirbt, aber sein Schicksal (Mojo) lebt.
Ein Kopf,
ein Schicksal. (...)
Seht Kabassu-Babu,
wie er Kalamba zu den Bassonge führt,
wie er Kalamba und die Bena Lulua reich macht.
Es gibt viele Menschen in Mputu,
es hat aber nur den einen Kabassu-Babu gegeben.
Der Mensch stirbt, aber sein Schicksal lebt.
Ein Kopf,
ein Schicksal.“
Jahrelang bin ich dann durch fremde Länder zu immer anderen Völkern gewandert. Immer
wieder tauchte vor mir der kleine Kaschubaneger auf, immer wieder fiel mir sein Lied ein,
sein Refrain:
„Ein Kopf,
ein Schicksal.“[202]

Kalamba, der Gott,
Kabassu Babu, der Gott zu den Menschen bringt

---

[202] L. Frobenius: Schwarze Sonne Afrika.
Diederichs, Düsseldorf, 1980. S. 333-334

und Mojo, das unsterbliche Schicksal, das in jedem Menschen wohnt –
drei Motive, die wir schon kennen.
Dass es dieselben Motive sind, zeigt die nächste Geschichte von den fünf Brüdern.

Die fünf Brüder.
„Eine Frau gebar fünf Knaben.
Drei Knaben starben.
Es waren noch zwei am Leben.
Sie wurden grösser.
Sie liebten einander sehr.
Es starb noch einer.
Der letzte Jüngling sagte:
„Alle meine Geschwister sind gestorben, ich bleibe nun nicht allein.
Mein liebster Bruder ist gestorben. Ich bleibe nun nicht allein.
Ich will mit begraben werden."
Er wurde mit dem Verstorbenen am Ende eines langen Ganges (die früher geübte
Bestattungsform) begraben. Der Jüngling schlief. Nach einiger Zeit wachte der Jüngling auf.
Er sah einen langen Gang vor sich. Er ging in dem Gang unter der Erde hin. Er sah an der
Wand Nkolle (Schnecke). Er wollte an der Nkolle vorbeigehen. Da sagte Nkolle: „Putz mir
die Augen aus. Wenn du mir die Augen ausputzt, will ich dir sagen, wo der Weg gut ist und
wo er schlecht ist." Der Jüngling putzte Nkolle die Augen aus. Nkolle sagte: „Geh hier den
Weg unter Erde hin. Du kommst in eine Versammlung. Vorn sitzt ein Grosser, dahinter ein
Kleiner. Wende dich nicht an den Grossen, wende dich an den Kleinen. Iss nicht, was man dir
vorsetzt." Der Jüngling ging.
Der Jüngling kann zu der Versammlung. Es war ein grosses Dorf. Es sass da ein Grosser und
dahinter ein Kleiner. Er sagte: „Alle meine Brüder sind gestorben. Ich will nicht allein auf der
Erde bleiben. Ich habe mich begraben lassen, und so bin ich hierher gekommen." Der Kleine
sagte: „Gebt ihm ein Haus." Der Jüngling wurde in ein Haus geführt. Man brachte ihm eine
Schüssel mit Speise. Der Jüngling ging mit der Speise zu Nkolle und fragte: „Kann ich das
essen?" Nkolle sagte: „Iss das nicht, es ist Menschenfleisch. Du wirst aber im Dorf deinen
Vater und deine Brüder sehen. Umarme sie, so werden sie mit dir zurückkehren."
Der Jüngling ging in das Dorf zurück. Er ass die Speise nicht. Er sah seinen Vater; er
umarmte ihn. Er sah seine kleinen drei Brüder; er umarmte sie. Er sah seinen grossen Bruder;
er umarmte ihn. Sie gingen mit ihm. Sie gingen den Gang entlang zurück. Sie kamen zur
Erde. Der Jüngling wurde ein grosser Häuptling."[203]

Zur Auslegung möchte ich davon ausgehen, dass die fünf Knaben Symbole sind für die fünf
Zeitalter.
Drei Zeitalter sind vergangen.
Als das vierte vergeht, wechselt die Handlung ins Totenreich.
Der fünfte Knabe findet mit Hilfe des Spiralsymbols Schnecke den guten Weg.
Und der gute Weg führt zu einer Versammlung unter dem Vorsitz eines Grossen.
Erinnern wir uns an Daniels Traum: „Ich sah wie Throne aufgestellt wurden, und einer der
Uralt war, setzte sich. (...) Tausendmal Tausende dienten ihm und zehntausendmal
Zehntausende standen vor ihm."[204]
Der Junge soll sich aber nicht an den Grossen wedne, sondern nur an den Kleinen, der
dahinter sitzt. „Ich sah in diesem Gesicht in der Nacht und siehe es kam einer mit den Wolken
des Himmels wie eines Menschen Sohn und gelangte zu dem, der uralt war, und wurde vor

---

[203] L. Frobenius: a. a. O., 1980, S. 360-361
[204] Daniel 7, 9-10

ihn gebracht. Der gab ihm Macht, Ehre und Reich, dass ihm alle Völker und Leute aus so vielen verschiedenen Sprachen dienen sollten.“[205]

Mit Hilfe der Schnecke besteht der Junge die Prüfung des Kleinen, er wird nicht zum Menschenfresser.

Als Lohn gewinnt er für seine Brüder die Wiederauferstehung, kann mit ihnen zurück zur Erde und wird Häuptling.

Im nächsten Märchen wird der Weg eines, der sich selbst gemacht hat, zu seinem Dorf berichtet. Dieser Weg führt über vier Etappen.

Der Selbstgewordene.

„Kalombo mui fangi soll heissen: Kalombo, der sich selbst gemacht hat.

Mwille (Gott) sagte zu seinen Leuten:

„Die Menschen sprechen viel von Kalombo mui fangi.

Ich will Kalombo mui fangi sehen.“

Die Leute gingen zu Kalombo mui fange und sagten: „Mwille will dich sehen.“

Kalombo sagte: „Ich werde kommen.“

Kalombo mui fangi rief Quaddi (Perlhuhn), Nkanga Kamanji (Der Donner, der den Menschen tötet), Tande (Spinne), Jiji (Fliege), Nkullu (Erdkatze). Mit den Tieren machte er sich auf den Weg zu Mwille.

Kalombo mui fangi kam mit den Tieren an ein grosses Wasser.

Kalombo mui fangi sgte zu Tande: „Mach ein Seil!“

Tande spann ein Seil. Alle gingen über den Fluss.

Sie kamen an einen Berg. Kalombo mui fangi sagte: „Ich gehe nicht über den Berg.“ Er sagte zu Nkullu und Kamanji: „Macht einen guten Weg.“ Nkullu und Kamanji machten einen ebenen Weg.

Kalombo mui fangi kam mit seinen Leuten zu Mwille.

Mwille sagte: „Wer bist du?“ Kalombo sagte: „Kalombo mui fangi.“

Mwille sagte: „Das ist nicht wahr. Ich habe alle gemacht. Mach dies.“

Mwille nahm Erde. Er spie auf die Erde, dass sie feucht wurde . Er drehte die Erde. Er formte die Erde zu Menschen. Er setzte die Figur auf die Erde. Es war ein lebender Mensch.

Kalombo mui fangi nahm nahm Erde. Er spie auf die Erde, dass sie feucht wurde. Er drehte die Erde. Er formte die Erde zum Menschen. Er setzte die Figur auf die Erde. Es war ein lebender Mensch.

Mwille sagte: „Mach du deinen Menschen sprchen.“ Kalombo sagte: „Mach di deinen Menschen sprechen.“ (Noch zweimal hin und her. Mwille sagte (endlich) zu seinem Menschen: „Sprich!“ Der Mensch sprach. Kalombo sagte zu seinem Menschen: „Sprich!“ Der Mensch bewegte nur die Lippen. Mwille sagte: „Ich vernichte meinen Menschen.“ Mwille strich mit der Hand über ihn. Der Mensch Mwilles war gestorben.

Mwille sagte: „Vernichte deinen Menschen auch!“ Kalombo mui fangi strich mit seiner Hand über seinen Menschen. Der Mensch Kalombos war gestorben.

Mwille sagte: „Ich sehe, dass du das kannst. Geh jetzt aber mit deinen Leuten in jenes grosse Haus dort. Ich werde die Türen fest schliessen und das Haus anzünden. Dann werde ich sehen, wer du bist. Ich habe alles geschaffen. Ich kann alles vernichten.“ Kalombo mui fangi ging mit seinen Leuten in das Haus. Er sagte zu Nkullu und Kamanji: „Grabt einen Weg unter die Erde bis in mein Dorf.“ Dann sagte er zu Quaddi und Nkanga: „Legt Eier auf die Erde.“ Quaddi legte fünfzehn, Nkanga zwanzig Eier. Kalombo mui fangi mit allen seinen Leuten durch das Loch in sein Dorf. Das Haus brannte. Die Eier knallten mit lautem „Pang“.

Mwille sagte: „Da verbrennt Kalombo mui fangi.“ Das Haus brannte ganz hernieder. Mwille ging zur Asche. Er suchte die Knochen Kalombo mui fangis. Er sah die Eierschalen. Es kam

---

[205] Daniel 7 13-14

ein Mann, der sagte: „Kalombo mui fangi ist mit seinen Leuten in seinem Dorf angekommen."[206]

Einer, der Mensch ist und doch göttlicher Natur, meistert die Prüfungen Gottes und findet nach vier Etappen sein Ziel.

Das gleiche Motiv bildet den vierten Abschnitt des folgenden Märchens. Dieses führt neben dem Schöpfergott und Gottmenschen noch das Motiv des Menschenfressers, der im Wald herrscht, ein:

Kabutondo.
„Vier Frauen gingen in den Wald, Holz zu hacken.
Sie schlugen viel Holz. Eine Frau sagte: „Wir wollen es in Bündel binden." Jede band ein grosses Paket zusammen. Eine Frau sagte: „Wir wollen unsere Holzpakete auf den Kopf nehmen." Drei Frauen nahmen ihre Holsstösse auf den Kopf und gingen heim. Die vierte Frau war zu schwach. Sie stand im Wald und konnte die Last nicht auf den Kopf heben. Sie stand im Wald. Da kam Tschilumischikullu (alter Mann). Tschillumitschikullu fragte: „Was machst du in meinem Wald?" Die Frau sagte: „Ich bin schwanger und deswegen schwach. Wenn du das Holzbündel auf meinen Kopf hebst, dann will ich dir das Kind geben. Sobald es geboren ist, magst du es nehmen. Ist es ein Mädchen, so heirate es. Ist es ein Junge, so iss ihn." Tschilumitschikullu hob ihr das Holzbündel auf den Kopf. Die Frau ging in das Dorf.

Nach zwei Monaten Tschilumitschikullu in das Dorf. Er fragte: „Ist das Kind geboren?" Sie sagten: „Es ist geboren, es ist ein Junge." Tschilumitschikullu kam zu der Mutter und fragte: „Ist dein Sohn hier?" Die Frau entgegnete: „Er ist heute fortgegangen, aber er ist morgen wieder hier. Du kannst ihn daran erkennen, dass er Kabutondo heisst." Tschilumitschikullu ging in den Wald zurück.

Am andern Tag kam Tschilumitschikullu wieder. Er ging auf den Dorfplatz. Die Kinder spielten auf dem Platze. Tschilumitschikullu spielte mit den Kindern Kreisel. Er fragte die Jungen: „Welcher von euch ist Kabutondo?" Tschilumitschikullu hatte alle Kinder um sich gesammelt. Die Jungen antworteten alle zusammen: „Wir alle heissen Kabutondo!" Tschiluitschikullu ging zu der Mutter des Kindes. Er sagte: „Sie nennen sich alle Kabutondo." Die Mutter sagte: „Komm morgen wieder. Du wirst Kabutondo, meinen Sohn, daran erkennen, dass er ein grünes Blatt hinter dem Ohr trägt." Tschilumitschikullu ging in den Wald zurück.

Kabutondo sprach zu seinen Kameraden: „Meine Mutter liebt mich nicht; sie will mich dem Tschilumitschikullu ausliefern. Er wird mich an einem grünen Blatt erkennen, das ich hinter dem Ohr trage. Tragt morgen alle ein grünes Blatt hinter dem rechten Ohr!" Tschilumitschikullu kam am andern Tag. Er trat zu den Jungen. Er spielte mit ihnen Kreisel. Tschilumitschikullu sprach: „Wer von euch ist Kabutondo?" Die Jungen tragen alle an ihn heran. Sie hielten alle Kopf hin. Sie sprachen: „Wir sind alle Kabutondo, sieh, wir haben alle ein grünes Blatt hinter dem rechten Ohr." Tschillumitschikullu ging zu der Mutter des Kindes. Er fragte: „Wo ist mein Kabutondo? Die Jungen tragen alle ein grünes Blatt hinter dem rechten Ohr." Die Mutter sagte: „Tritt in mein Haus, du sollst Kabutondo noch heute erhalten. Er ist der Junge, der auf jene Dibuepalme steigen wird." Tschilumitschikullu trat in das Haus der Mutter des Kindes. Die Kinder wussten es nicht. Die Mutter des Kindes rief:

---

[206] L. Frobenius: a. a. O., 1980, S. 366-367

55

„Kabutondo, steig auf jene Dibue und schlage mir die Spitze ab!" Kabutondo sagte: „Mach ich." Kabutondo trat an den Baum. Er stieg am Baum empor. Er war am Baum oben angelangt. Tschilumitschikullu trat aus dem Hause. Er rief: „Jetzt kenne und hab ich dich!" Kabutondo sagte: „Gut, du hast mich, breite einen Sack zwischen deinen Armen aus, ich werde hinunterspringen in den Sack. Schliesse aber die Augen!" Tschilumitschikullu war einverstanden. Er breitete einen Sack aus; er schloss die Augen. Kabutondo schlug mit einem Schlag die Spitze des Baumes ab. Sie fiel Plung! In den Sack Tschilumitschikullus. Er band schnell den Sack zu und eilte mit dem Sack auf dem Rücken in den Wald. Kabutondo sagte: „Meine Mutter liebt micht nicht; ich gehe zu Sambi (Fidi Mukullu, dem Schöpfer-Gott der Kassaiden)". Die Kinder riefen: „Wir gehen zu Sambi." Die Kinder nahmen die Madimba, tanzten und sangen: „Geh zu userm Hause. In den Wassertümpeln von Kabamba zu uns, sie haben getötet, sie haben getötet Hühner die Hühner töten, töten und sie sind tot." Die Kinder sangen und gingen in die Welt hinaus. Sie kamen an ein grosses Wasser. Es war kein Boot da. Kabutondo rief: „Tande (Spinne), mach eine Brücke!" Tande machte schnelle eine lange und starke Brücke. Kabutondo und die andern zehn Kinder gingen hinüber. Sie kamen an einen Wald, der war so zugewachsen, dass ein Durchgehen unmöglich war. Kabutondo rief zehn Elefanten. Die zehn Elefanten kamen und traten einen schönen Weg. Sie kamen an eine Stelle, die war mit Tuffi (menschlichem Unrat) so bedeckt, dass niemand hindurchkam. Kabutond rief: „Hund, friss den Schmutz!" Es kam ein Hund, der frass alles auf. Sie konnten auf dem Weg gehen. Sie kamen zu Fidi Mukullus Dorf. Fidi Mukullu nahm sie auf. Fidi Mukullu gab ihnen ein Haus und schickte ihnen Essen. Fidi Mukullu sagte: „Wenn es meine wahren Kinder sind, können sie nicht umkommen." Dann zündete er ihr Haus und alle Häuser seines Dorfes an.
Kabutondo rief zu Gulungwe (Antilope): „Grab einen Weg zwischen hier und draussen!" Gulungwe tat so. Alle Kinder waren mit Kabutondo gerettet. Fidi Mukullu sagte: „Es sind meine guten Leute!" Er liess ein neues Dorf für sie bauen."[207]

Das Märchen kann in vier Abschnitte gegliedert werden:

Vier Frauen sind im Wald. Drei gehen heim.

Die vierte Frau ist schwanger und steht im Wald. Dem Herrn des Waldes verspricht sie ihren Sohn zum Frass.

Viermal versucht der Herr des Waldes den Sohn in seine Gewalt zu bekommen, es gelingt ihm nicht.

Der Sohn beschliesst mit den Kindern zu Gott zu gehen. Der Weg führt durch vier Prüfungen. Danach erkennt Gott sie als seine „guten Leute" an und baut ihnen ein neues Dorf.

2. Das Urbild bei den Tingida.
In der Trockensteppe Ostafrikas lebt das kleinwüchsige Jäger- und Sammlervolk der Tingida. Auf den deutschen Völkerkundler Kohl-Larsen machten sie trotz ihrer Armut den Eindruck eines friedlichen, frohen und unbesorgten Menschenschlages.
Und auch bei ihnen scheinen die Motive des Urbildes wiederzukehren:
Die Schlange, die die Welt verschlingen kann.
Der Morgenstern, der die Schlange besiegt.

---

[207] L. Frobenius: a. a. O., 1980, S. 364-366

Menschen die wiederauferstehen und Menschen, die zur Strafe für ihre bösen Taten in Tiere verwandelt werden.

Der Kampf des Elefanten mit der Riesenschlange.
In alten Tagen hatte ein Elefant mit einer grossen Schlange gestritten. Der Elefant scheint der Herrscher der Tiere zu sein. Die Schlange wird Sieger und tötet den Elefanten. Sie frisst dann auch noch einen zweiten Elefanten. Ihr Komplize ist der Hase. Er verführt die anderen Tiere und führt sie in den Rachen der Schlange. Und alle Tiere habe Angst vor der Schlange, die nun so gross ist, dass sie die ganze Erde verschlingen kann.
Da schickt Haine (eine lunare Gottheit) ihr Kind Schaschaya (Morgenstern): „Du mein Kind, gehe hin und bringe wieder Frieden unter die Leute! Wenn wir nur zusehen, werden sie alle noch getötet werden!" Das Kind fragte: „Wenn ich jetzt hingehe, wie soll ich die Sache ordnen?" Haine sagte: „Gehe nur, wenn du diese Sache ordnest, wird schon dein Verstand kommen." Der Morgenstern stieg hinunter. Als er hinunterstieg, wurden gerade zwei Hyänen von Neschtei ergriffen. Das Kind dachte sich: „Am besten ist es, dass ich Neschtei, dieses grosse Tier, kleiner mache!" Schaschaya sagte zu ihr: „Du wirst von heute ab eine kleine Schlange werden und du sollst keine Gewalt mehr haben, die Leute zu greifen, welche mein Vater Ischoko geschaffen hat."[208]

Wie in der Offenbarung des Johannes ist der Schlange ein zweites Tier zur Seite gestellt, das durch sein Reden die Leute verwirrt. Auch bei den Hopi steht neben der Schlange noch der Schwätzer.
Und wie in der Offenbarung siegt der Morgenstern, das Symbol Christi und der Auferstehung. („Und wer da überwindet und hält meine Werke bis ans Ende, dem will ich Macht geben über die Heiden; (...) und ich will ihm geben den Morgenstern."[209])
Der Morgenstern, der auch im Märchen von den sieben Raben die Erlösung der sieben Brüder ermöglicht.
Der Morgenstern, der anzeigt, wann die Nacht vorbei ist; genauso wie es der kleine Vogel J'yawe tut, der die Wiederauferstehung der fünf Brüder im folgenden Märchen ermöglicht:

Das Zauberhorn.
Der Vogel J'yawe, der grosse Augen hat und sagt, wann die Nacht vorbei ist, war in alten Zeiten ein Mensch. Er ging auf die Jagd, traf eine Frau, die mit ihrer Mutter, einer Zauberin zusammenlebte. Er schlief bei der Frau und wurde vom Zauberhorn der Mutter getötet. Genauso erging es hernach dem ältesten Bruder, dem dritten, dem vierten und dem fünften, alle fünf Brüder wurden vom Horn der Frau getötet und dann in einer Höhle versteckt. Schliesslich geht der jüngste Bruder auf die Suche.
Ein kleines Vögelchen kommt zu ihm und klärt ihn über den Zauber auf.
Der jüngste Bruder tötet dann erst das Horn und dann die alte Frau. Darauf spricht er ein Gebet: „Ich will einen sehr grossen Regen haben, denn ich will dass meine Brüder wieder gesund werden!" Als er so gesprochen hatte, kam im gleichen Augenblick der Blitz herunter. Wie er niederfuhr, waren alle seine Brüder wieder geheilt. Und später erweckte der jüngste Bruder auch die alte Frau wieder zum Leben, und sie bekam zwei Hörner und wurde ein Nashorn.

Dies Märchen existiert in einer Version, wo der böse Zauberer durch das Horn tötet:

Wagambo, der Zauberer.

---

[208] L. Kohl-Larsen: Das Zauberhorn.
Röth, Eisenach Kassel, 1956. S. 57-58
[209] Offenbarung des Johannes 2, 26 und 28

Wagambo, der Zauberer, traf eine Mutter mit sechs Töchtern.
Er bekommt die erste Tochter zur Frau. Auf der Jagd tötet er die Tiere durch seinen Blick und
hernach die Frau durch das Zauberhorn. Das gleiche geschieht mit der zweiten, der dritten
und der vierten Tochter. Die jüngste Tochter aber wird von ihrem grossen Bruder geschützt.
Und dem hilft der kleine Vogel mit den grossen Augen, J'yawe. Und der Zauberer wird
getötet, der Bruder betet um Regen und der Blitz erweckt die toten Schwestern wieder zum
Leben, fünf sind es nun. Der Zauberer Wagambo aber wird von der Sonne (Ischoko) in ein
Nashorn verwandelt. Und er muss seiner Frau nachfolgen.[210]

Das Horn steht in der Bibel für Kraft, Stärke und Macht.[211]
Es ist aber auch in den uralten afrikanischen Jägerkulturen Symbol der Macht.[212]
In der Offenbarung des Johannes hat einerseits die Schlange sieben Hörner,
andererseits trägt aber auch das Lamm sieben Hörner.
Bei den Tingida tötet das Horn jeweils fünf Menschen.
Doch der Vogel J'yawe, der wie der Morgenstern das Ende der Nacht ankündigt, besiegt das
Horn und hat die Macht, die Menschen wiederauferstehen zu lassen.
Die Bösen aber werden zu Tieren verwandelt und haben damit die Möglichkeit verwirkt, zu
Gott zurückzukehren, wie uns das folgende Märchen lehrt:

Ischoko verwandelt eine alte Frau in ein Flusspferd.
Eine sehr alte Frau starb. Der Schwiegersohn aber entdeckte, dass sie wiederauferstanden war.
Zusammen mit seiner Frau, ihrer Tochter, machte er sich auf, sie zu suchen. Die alte Frau
aber war böse und frass den Enkelsohn zur Hälfte auf.
Daraufhin machten sich vier Jünglinge zusammen mit dem Schwiegersohn der Alten auf und
töteten die Frau. Als sie nun zum zweiten Mal gestorben war, kam der Schöpfergott Ischoko
(Sonne) und sagte: „Dieser Mensch, welcher jetzt tot ist, war ein böser Mensch! Denn er
entfloh vor mir! Deswegen kann er nicht mehr zu mir zurückkommen, sondern wird jetzt ein
Tier werden!" Und die alte Frau wurde ein Flusspferd.[213]

3.   Das Urbild bei dem Bantu Laduma Madela.
Die deutsche Professorin K. Schlosser hate die Visionen, Manuskripte und Bilder des Zulu
Laduma Madela aufgearbeitet und in Buchform weitergegeben.[214]
Madela hat die Überlieferungen seines Volkes durch Visionen, Träume und Überlegungen
ergänzt und erweitert.
Einige seiner Gedanken und Bilder über die fünf Welten, den Tod und das Böse in der Welt
sollen kurz referiert werden.

Die fünf Welten.
Der Schöpfergott Mvelinqangi entstand aus sich selbst.
Er war das Herz eines Felsens. Dieser Felsen aller Felsen bestand aus vielfarbig schillerndem
Kupfer, war kuppelförmig und hohl. Ein achtteiliger Kreis in seinem Zentrum ist Symbol
Mvelinqangis.[215]

---

[210] L. Kohl-Larsen: a. a. O.
[211] C. Jeremias: Die Nachtgesichte des Sacharja.
Vandenhoeck und Ruprecht, Göttingen, 1977
[212] L. Frobenius: a. a. O., 1929
[213] L. Kohl-Larsen: a. a. O.
[214] K. Schlosser: Zauberei im Zululand.
Schmidt und Klaunig, Kiel, 1972
Die Bantubibel des Blitzzauberers Laduma Madela – Schöpfungsgeschichte der Zulu.
Arbeiten aus dem Museum für Völkerkunde der Universität Kiel, Kiel, 1977
[215] K. Schlosser: a. a. O., 1977, S. 116

In diesem Felsen brachte Mvelinqangi fünfmal Geschöpfe hervor. Dann schuf er sich selbst ausserhalb des Felsens. Der Fels wurde eröffnet und danach zerstört.
Mvelinqangi gab den Tieren und Menschen Namen.
Der erste Mensch hiess „Ursprung der Länder", die anderen „Unten", „Mittag", „Oben/Himmel" und der letzte trug den Namen „Weisse Welt".[216]
Dann schuf Mvelinqangi für diese fünf Menschen die fünf Welten.
Madela stellt diese Welten kreisförmig oder rautenförmig dar, ein Bild zeigt sie als Kreis im Kreis. Madela deutet sein Bild so:
„Die Welt hat vier Gürtel; der fünfte ist derjenige im Zentrum. Dort im roten Kreuz ist er."[217]
In einer anderen Darstellung zeichnet Madela ein fünfstöckiges Weltgebäude.[218]
Die fünf Welten sind die fünf Hütten des Schöpfers.
Sie entsprechen seinen fünf Körperteilen:

Die erste Welt	Ursprung der Länder	Fuss – Knie.
Die zweite Welt	Unten	Knie – Hüfte.
Die dritte Welt	Mittag	Hüfte – Bauch.
Die vierte Welt	Oben	Bauch – Hals.
Die fünfte Welt	Weisse Welt	Kopf.

Alles, was zur fünften Welt gehört, ist vorwiegend weiss:
„Mvelinqangi sagt, sie sei sein Kopf. Ja, er verglich sie mit seinem Kopf. Denn Mvelinqangi ist ein Mann mit weissem Haar. Auch sein Verstand und sein Herz sind weiss."[219]

In das Leben treten die Geschöpfe durch den Uhlanga.
Das ist der Baum des Lebens, „der sich stets regenerierende Urstock; ein Tor, durch das alle Lebewesen zur Zeit der Schöpfung auf die Erde kamen."[220]
Das Symbol für den Uhlanga ist die Euphorbie, vom allerersten Baum malte Madela ein Bild von einer Euphorbie mit sieben Zweigen, an deren sieben Enden Blüten wachsen.[221]

„Mvelinqangi spricht: Weshalb habt ihr die Pfade, die von jenem Uhlanga ausgehen, das im Zentrum der Welt ist, mit Unkraut überwuchern lassen, obwohl dieses Uhlanga in eurer Mitte ist? Habe ich nicht viermal dort gerastet?"[222]
Mvelinqangi schuf beim Uhlanga im Osten, im Westen, im Süden und im Norden. Dann ruhte er im Kreuzpunkt seiner Wege.[223]
Symbolisiert wird dieser Kreuzweg, den er zur Zeit der Schöpfung beschritt, durch einen Orden: Einen achteckigen Stern mit zentralem Kreuz.[224]

Die Ankunft des Todes in der dritten Welt und die Flucht der Menschen in die zweite und vierte Welt.
Der Schöpfer Mvelinqangi hat einen Zwillingsbruder, Sibi.
Sibi, „der Schlechte", versuchte sich auch als Schöpfer, er brachte aber nur Monster hervor, die nicht sprechen konnten. Daraufhin versuchte er, neidisch auf Mvelinqangi, die Sonne zu

---

[216] K. Schlosser: a. a. O., 1977, S. 126
[217] K. Schlosser: a. a. O., 1977, S. 298
[218] K. Schlosser: a. a. O., 1977, S. 306
[219] K. Schlosser: a. a. O., 1977, S. 126
[220] K. Schlosser: a. a. O., 1972, S. 465
[221] K. Schlosser: a. a. O., 1977, S. 19
[222] K. Schlosser: a. a. O., 1977, S. 13
[223] K. Schlosser: a. a. O., 1977, S. 103
[224] K. Schlosser: a. a. O., 1977, S. 620

zerstören. Schliesslich beeinflusste er Sitha, Mvelinqangis Sohn. Dieser wird neidisch auf die Schöpfung und entscheidet sich, seinen Sohn zu Mvelinqangi mit der Bitte zu schicken: Er möge die Geschöpfe dadurch reduzieren, dass er sie sterben lässt.

Nowa, Sithas Bruder widerspricht und schickt seinen Sohn mit der Bitte, die Geschöpfe leben zu lassen. Doch der Sohn Sitas ist schneller und Mvelinqangi gewährt seine Bitte. Nowas Sohn kommt zu spät. Mvelinqangi merkt, dass er getäuscht wurde und verflucht Sitha, Nova und Sibi. Doch nun kommt der Tod in die dritte Welt. Ein Teil der Menschen der dritten Welt wird gewarnt und geht in die untere, die zweite Welt.
Ein kleiner Teil geht in die obere, die vierte Welt.
Khweza ist der Führer der Menschen in die vierte Welt,
Vanto ist der Führer der Menschen in die zweite Welt.[225]
Die übrigen Menschen der dritten Welt sterben. Kurz vor der Flucht sagt der Herr der dritten Welt noch: „Wir wollen rennen! Der Tod ist schon angekommen. Diese Welt wird zu einem Nichts werden."[226] Ein Bild zeigt die völlige Zerstörung der dritten Welt, zerstört von Blitzen.[227]

Die Vernichtung des Bösen und des Todes.
Der Herr der vierten Welt (Oben/Himmel) gebietet über den Blitz.
Er nimmt Sibi gefangen. Sibi wird im Westen von einer grossen Steinmauer umgeben. Dort wird er gefragt: „Bist du hierher gekommen, um den Tod heute hier (in der vierten Welt) zu säen?"[228] Sibi sollte eigentlich sofort getötet werden, aber Mvelinqangi widersprach: „Sage ihnen auch, dass ich Sibi jetzt nicht verbrennen werde. Ich werde ihn zusammen mit dem Tod verbrennen." Der Mensch „Ursprung der Länder" fragte: „Bedeutet dies, dass auch alle Geschöpfe verbrannt werden?" Mvlelinqangi antwortete: „Ja, sie werden verbrennen. Du sollst nicht glauben, dass die Geschöpfe verbrennen werden. Den Tod werde ich verbrennen. Nur der Tod wird in den Körpern aller Geschöpfe des Landes der Länder verbrennen. Der Tod wird zusamen mit den Körpern, Muskeln und Knochen verbrennen."[229]

Symbol dieses Feuers ist die Sonne, die aus dem Maul des Löwen, das ist Mvelinqangis, kommt.[230]
Symbol dieses Feuers ist die Zunge Mvelinqangis: „Meine Zunge ist ein Feuer, das vom Himmel der Welt (...) herabfallen wird."[231]
Symbol für diese Vernichtung des Bösen und des Todes ist schliesslich die Phytonschlange, wie ein Spirale zusammengeringelt.[232]
Bei diesem Feuer werden die Seelen und Schatten nicht verbrannt werden.
„Die Seelen werden wieder erschaffen werden, jedoch nicht bei den ursprünglichen izinhlanga (Lebensbäumen). Sie werden wieder zum Leben kommen, indem sie aus ihren Gräbern, die izinhlanga sind, auferstehen."[233]

Die Seele und ihr Weg.
Sonne und Kreuz sind Symbol Mvelinqangis, sie sind aber auch Symbole des Menschen:

---

[225] K. Schlosser: a. a. O., 1977, S. 359
[226] K. Schlosser: a. a. O., 1972, S. 148
[227] K. Schlosser: a. a. O., 1977, Tafel 35
[228] K. Schlosser: a. a. O., 1977, S. 152
[229] K. Schlosser: a. a. O., 1977, S. 157
[230] K. Schlosser: a. a. O., 1972, S. 171
[231] K. Schlosser: a. a. O., 1977, S. 422
[232] K. Schlosser: a. a. O., 1977, S. 110
[233] K. Schlosser: a. a. O., 1977, S. 158

„Langamuntu" – „Menschliche Sonne" heisst der Grosshäuptling im Kopf eines Menschen. Und wie in der Welt, so sind auch im Auge des Menschen die Siedlungen in allen vier Himmelsrichtungen angeordnet und im Zentrum. Und zu jedem Geschöpf, zu jedem Menschen gehört ein Stern, der dem Mvelinqangis gleicht. Und schliesslich hat jeder Mensch zwei Seelen: „Leben ist im ganzen Körper. Aber die unsterbliche Seele bei deinem Herzen hält sich ebenso wenig beständig in dessen Nähe auf, wie deine Schatten beständig sind, die du beobachten kannst. Auch jene Seele, die stirbt, hält sich nicht immer bei deinem Herzen auf. Die lebendige Seele, die nicht stirbt, hat Isimo (Form, Gestalt, Natur, Charakter) Mvelinqangis, die vernichtbare Seele den Sibi. Ja, dieser unsichtbare Schatten, der auf der Seite der Sonne ist, hat die Natur Mvelinqangis. Er fürchtet die Sonne nicht, da er ihr nichts Böses angetan hat. Der sichtbare Schatten hat die Natur Sibis. Er scheut die Sonne. Denn Sibi beeinflusste Sitha, den Sohn Mvelinqangis, in übler Weise dahingehend, dass Sitha Mvelinqangi bitten solle, die Geschöpfe zu vermindern, indem er sie sterben lasse. Ja, der sichtbare Schatten hat die Gestalt Sibis und deine und meine Gestalt. So ist es. Der sichtbare Schatten ahmt all das nach, was ein Mensch tut. Auch der unsichtbare Schatten tut dies, aber nicht im gleichen Ausmass wie der sichtbare. Der unsichtbare Schatten ahmt den Menschen nicht nach, wenn er etwas Schlechtes tut. Er geht aus der Nähe des Menschen weg und flieht vor dem Bösen, das getan wird. Das bedeutet dann Unglück. Der unsichtbare Schatten beunruhigt den Menschen und sagt ihm, er möge mit dem Bösen, das er tut, aufhören. Manchmal hört man mit dem, was man zu tun im Begriff ist und was nicht gut ist, auf. Es kommt vor, dass dann, wenn man drauf und dran ist, sich zu verletzen, etwas sagt: „Höre auf!" Wenn man dann gehorcht, sieht man, in welcher Weise man sich verletzt haben würde, ja erkennt, dass man gestorben wäre. Das passiert Menschen, die in den Minen arbeiten und an anderen Orten, an denen es häufig zu Unfällen kommt. Ehe man verletzt wurde, gab es gewöhnlich eine innere Warnung. Manchmal kommt man davon. Bisweilen fürchtet man einen Ort. Das ist im allgemeinen eine Warnung; wahrscheinlich würde man dort verletzt. Der Pfad der Rechtschaffenheit ist nicht allen von uns klar. Wir sehen ihn nicht so klar, wie jener Schatten ihn sieht, der die Sonne nicht fürchtet. Dieser unsichtbare Schatten ist nur jenen sichtbar, die so sind wie er."[234]

Die Stadt Wagadu.
In Westafrika, im Mündungsgebiet des Niger, traf Frobenius einen wandernden Sänger. Dieser sang das Lied der Stadt Wagadu, Symbol für die vier Etappen menschlicher Existenz:

„Viermal stand Wagadu im Tageslich herrlich da;
viermal ging es verloren,
so dass die Menschen es nicht sahen:
Einmal durch die Eitelkeit,
einmal durch den Bruch der Treue,
einmal durch die Habgier
und einmal durch den Zwiespalt.

---

[234] K. Schlosser: a. a. O., 1977, S. 229

61

Viermal hat Wagadu den Namen geändert.
Erst hiess es Dierra,
dann Agada,
dann Ganna,
dann Silla.

Viermal hat Wagadu das Gesicht gewandt.
Einmal schaute es nach Norden,
einmal nach Westen,
einmal nach Osten,
einmal nach Süden.

Denn stets hatte Wagadu, sooft es den Menschen sichtbar,
auf der Erde errichtet war, vier Tore,
eines nach Norden,
eines nach Westen,
eines nach Osten,
eines nach Süden.

Das sind die Richtungen, aus denen die Kraft Wagadus kommt, und in denen sie fortzieht,
gleichviel, ob Wagadu aus Stein, Holz und Erde gebaut ist oder nur wie ein Schatten im Sinn
und in der Sehnsucht seiner Kinder lebt.

Denn an sich ist Wagadu nicht aus Stein,
nicht aus Holz,
nicht aus Erde.
Wagadu ist die Stärke,
die im Menschen lebt
und einmal erkennbar ist, weil die Augen sie erkennen lassen,
weil die Ohren die Streiche der Schwerter und die Klänge am Schild hören,
und einmal unsichtbar, weil sie ermüdet und bedrängt durch die Unzähmbarkeit der Menschen
eingeschlafen ist.

Zum Schlafen kam Wagadu aber
Einmal durch die Eitelkeit,
zum zweiten durch den Bruch der Treue,
zum dritten durch die Habgier
und zum vierten durch den Zwiespalt.

Wenn Wagadu aber nunmehr zum vierten Male wiedergefunden wird,
dann wird es so gewaltig im Sinn der Menschen leben,
dass es nicht wieder verloren werden kann, und dass ihm Eitelkeit, Bruch der Treue, Habgier
und Zwiespalt nie wieder etwas anhaben können. (...)

Jedesmal, wenn Wagadu unterging, durch die Schuld der Menschen, gewann es eine neue
Schönheit, die seine nächste Herrlichkeit noch grösser machte.
Die Eitelkeit brachte den Sang der Barden mit sich, die alle Völker nachahmen und heute
preisen.
Der Bruch der Treue brachte den Menschen den Regen von Gold und steinernen Perlen.
Die Habgier brachte den Menschen die Schrift, wie sie heute noch die Burdama üben, die in
Wagadu die Kunst der Frauen war.

Der Zwiespalt wird aber dem fünften Wagadu die Fähigkeit geben, ebenso wenig vergänglich zu sein wie die Regen des Südens und die Felsen der Sahara, weil jeder Mann dann Wagadu im Herzen und jede Frau ein Wagadu im Schosse bergen wird."[235]

Schluss.
Und so endet meine Geschichte vom Weg des Menschen.
Und wer Augen hat zu sehen, der sieht.
Und wer Ohren hat zu hören, der hört.
„Und wen dürstet, der komme;
Und wer da will, der nehme das Wasser des Lebens umsonst."[236]

Denn:
„Ich bin der Weg,
die Wahrheit
und das Leben."
(Altar des Klosters Bursfelde).

Fritze Flachsbart fecit, A. D. 1981, 1. August.
7 Tage vor dem Geburtstag seines Grossvaters Friedrich Flachsbart, geboren 8. 8. 1886.
Dessen Wahlspruch unter dem Bild Christi war: „Und sie folgten ihm nach."

Postscriptum.
Wer dem Gedankengang über den Weg des Geistes bis hierher gefolgt ist, der mag noch meine Deutung eines Rätsels europäischer Frühgeschichte prüfen.

Der Discus von Phaistos.
Der Discus von Phaistos wurde circa 1700 vor Christus geschaffen.
Es ist eine Tonscheibe, die von beiden Seiten bedruckt ist.
Die Bildzeichen sind auf beiden Seiten in der Form einer vierfachen Spirale angeordnet.
Die Zeichen entsprechen der Linearschrift A aus Kreta, die bisher nicht entziffert werden konnte.
Meine Hypothese ist, dass diese Scheibe in einem Zusammenhang mit unserem schon besprochenen Urbild steht.
Rekapitulieren wir kurz:

Die Hopi erzählten, dass die Menschen bisher durch vier Welten gegangen sind.
Ihre Vorfahren selbst seien in der vierten Welt wieder viermal um den Kontinent gewandert.
Das Zeichen für diese Wanderung ist die vierfache Spirale.

Sowohl im Christentum als auch im Buddhismus sind die Symbole Doppelkreuz und Achteck – Achterrosette zentrale Zeichen für das Göttliche.
In den Märchen, den Religionen und den chinesischen Schriftzeichen findet man das Bild des Menschen, der auf dem Weg ist zu Gott.

Ich meine, dass mit diesen drei Elementen der Diskus von Phaistor richtig gedeutet werden kann.

Versuchen wir zuerst, die Zeichen zu beschreiben:

---

[235] L. Frobenius: a. a. O., 1929, S. 42-44
[236] Offenbarung 22, 17

Auf der einen Seite steht im Zentrum eine Achterrosette mit zentralem Kreis. Von ihr aus geht die Spirale. Als zweites Zeichen folgt ein Kopf, dann ein nicht sicher identifizierbares Zeichen, dann ein wanderndert Mensch.
Die Spiralwindungen führen in vier Umkreisungen zu dem letzten Bild, einer Achterrosette mit zentralem Kreis.
Die zweite Seite des Discus von Phaistos trägt im Zentrum eine Welle. Ihr folgt ein Schiff.
Die vier Spiralwindungen enden mit den drei letzten Zeichen:
Schiff - Achterrosette - Wandernder Mensch.

In Analogie zu den von uns besprochenen Manifestationen des Urbildes
ist dies Bild leicht zu deuten:

Die erste Seite zeigt den Ablauf der vier Welten.
Am Anfang war das göttliche Prinzip, symbolisiert durch den zentralen Kreis, umgeben von acht Rosetten.
Ihm folgte der Mensch, der sich auf seinen Weg machte, vom Zentrum weg.
Über viele Etappen führt dieser Weg wieder zum göttlichen Prinzip, dargestellt durch den zentralen Kreis, umgeben von acht Rosetten.

Die zweite Seite zeigt die vier Wanderungen in der vierten Welt.
Am Anfang steht die Welle, Symbol für die Flutkatastrophe.
Das Schiff zeigt den Beginn des Weges ebenso wie das Ende, die Ankunft auf der Insel Kreta.
Das letzte Ziel ist wieder das göttliche Prinzip und der zu ihm wandernde Mensch.[237]

[237] G. A. Christopoulos, J. C. Bastias: History of the Hellenic World – Prehistory and Protohistory.
Ekdotike Athenon, Athen, 1970. S. 161

9. Literaturverzeichnis.

Auboyer, J.: Indien und Südostasien.
Schätze der Weltkunst Bd. 5
Bertelsmann, Gütersloh, 1974

Becker, H. J.: Reiseführer Jerusalem.
Polyglott, München, 1978

Beridse, W., Neubauer, E., Beyer, K. G.: Die Baukunst des Mittelalters in Georgien.
Union, Berlin, 1980

Berger, R.: Maui überlistet den Feuergott.
Röth, Kassel, 1978

Borchert, W.: Draussen vor der Tür.
Insel, Leipzig, 1960

Braunfeld, W.: Karl der Grosse.
Bd. 3: Karolingische Kunst.
Hrsg.: Braunfeld, W., Schnitzler, H.
Schwann, Düsseldorf, 1965
Bd. 4: Das Nachleben.
Hrsg.: Braunfeld, W., Schramm, P. S.
Schwann, Düsseldorf, 1967

Burl, A.: The Stone Circles of The British Isles.
Yale University Press, New Haven, 1976

Chien-Chu-Li-Lun-Chi-Fang-Shih-Yen-Chiu-Shih-Pien: The Ancient Buildings of China.
Cultural Objects Press, Peking, 1959

Christopoulos, G. A., Bastias, J. C.:
History of The Hellenic World – Prehistory and Protohistory.
Ekdotike Athenon, Athen, 1970

Drößler, R.: Kunst der Eiszeit.
Koehler und Amelang, Leipzig, 1980

Dumarcay, J: Histoire Architecturale du Borobudur.
Publ. de l'Ecole Francaise d'Extreme-Orient.
Memoires Archeologiques XII.
Ecole Franc. d'Extreme-Orient, Paris, 1977

Eckardt, J. D. A.: Geheime Figuren der Rosenkreuzer aus dem 16. und 17. Jahrhundert.
Heroldsche Buchhandlung, Altona, 1785

Eibel-Eibelsfeldt, I.: Stammesgeschichtliche Anpassungen im Verhalten des Menschen.
Neue Anthropologie, Bd. 2, S. 3-59.
Hrsg.: Gadamer, H. G., Vogler, P.

Thieme, Stuttgart, 1972
Endres, F. C.: Die Zahl in Mystik und Glauben der Kulturvölkr.
Rascher, Zürich, 1935

Evans-Wentz, W. Y.: Das tibetanische Totenbuch.
Walter, Freiburg, 1971

Ferrari, O.: Die Kunstschätze des Vatikan.
Galerie Somogy, Paris /Bertelsmann, Gütersloh, ohne Jahresangabe.

Filip, J.: Enzyklopädisches Handbuch zur Ur- und Frühgeschichte Europas Bd. 1 und Bd. 2.
Kohlhammer, Stuttgart, 1966

Foucher, A.: L'Art Greco-Bouddhique du Gandhara.
Publ. de l'Ecole Francaise d'Extreme-Orient V.
Imprimerie Nationale, Paris, 1905

Von Franz, M. L.: Der Individuationsprozess.
In: Der Mensch und seine Symbole.
Hrsg.: Jung, C. G.
Walter, Olten, 1980

Frobenius, L.: Erlebte Erdteile, Bd. 6.
Monumenta Africana. Der Geist eines Erdteils.
Frankfurter Societäts Druckerei, Frankfurt am Main, 1929

Frobenius, L.: Erlebte Erdteile, Bd. 7.
Monumenta Terrarum.
Frankfurter Societäts Druckerei, Frankfurt am Main, 1929

Frobenius, L.: Schwarze Sonne Afrika.
Diederichs, Düsseldorf, 1980

Fuhr, I.: Ein altorientalisches Symbol.
Harrassowitz, Wiesbaden, 1967

Garbini, G.: Alte Kulturen des Vorderen Orients.
In: Schätze der Weltkunst, Bd. 2.
Bertelsmann, München, 1974

Von Glasenapp, H.: Buddhistische Mysterien.
Spemann, Stuttgart, 1940

Grimal, P.: Mythen der Völker, Bd. 1
Fischer, Frankfurt am Main, 1967

Goebbels, J.: Der Führer als Redner (S. 27-34) Unser Hitler (S. 85-88)
In: NN: Adolf Hitler; Bilder aus dem Leben des Führers.
Cigaretten-Bilderdienst, Altona, 1936

Goepper, R.: China, Korea und Japan.
In: Schätze der Weltkunst, Bd. 5
Bertelsmann, Gütersloh, 1974

Groschwitz, G.: SA-Marschlieder-Album.
Sunnwend, Leipzig, 1931

Gründwedel, A.: Buddhistische Kunst in Indien.
Handbücher der Königlichen Museen zu Berlin, Bd. 4.
Spemann, Berlin, 1900

Guter, J.: Chinesische Märchen.
Fischer, Frankfurt am Main, 1974

Hardt, M.: Die Zahl in der Divina Commedia.
Athenäum, Frankfurt, 1973

Hartmann, H.: Kachina Figuren der Hopi-Indianer.
Museum für Völkerkunde, Berlin, 1978

Helfritz, H.: Berberburgen und Königsstädte des Islam.
Du Mont Schauberg, Köln, 1970

Hentze, C.: Tod, Auferstehung und Weltordnung.
Origo, Zürich, 1955

Heunemann, A.: Der Schlangenkönig. Märchen aus Nepal.
Röth, Kassel, 1980

Heyerdahl, T.: Early Man and the Ocean.
Doubleday, Garden City – New York, 1979

Jansen, A. E.: Hainuwele.
Ergebnisse der Frobeniusexpedition 1937-1938, Bd. 1.
Hrsg.: Jensen, A. E., Niggemeyer, H.
Veröffentlichungen des Forschungsinstitutes für Kulturmorphologie, Frankfurt am Main,
1977

Jeremias, C.: Die Nachtgesichte des Sacharja.
Vandenhoeck und Ruprecht, Göttingen, 1977

Jung, C. G.: Der Mensch und seine Symbole.
Walter, Olten, 1980

Kato, G.: Le Shinto.
Ann. Du Musée Guimet, Bibliothéque de Vulgarisation, Tome 50.
Librairie Orientale P. Geuthner, Paris, 1931

Kehnscherper, G.: Kreta, Mykene, Santorin.
Urania, Leipzig, 1980

Kerenyi, K.: Labyrinth-Studien.
Albae Vigiliae X.
Rheinverlag, Zürich, 1950

Kirschbaum, E.: Lexikon der christlichen Ikonographie, Bd. 4.
Herder, Rom, 1972

Kohl-Larsen, L.: Das Zauberhorn.
Röth, Eisenach – Kassel, 1956

Kohler, W.: Die Lotuslehre und die modernen Religionen in Japan.
Atlantis, Zürich, 1962

Krom, N. J.: The Life of Buddha on the Stupa of Barabudur according to Lalitabistara-Text.
Nijhoff, The Hague, 1926

Lengyel, L.: Das geheime Wissen der Kelten.
Bauer, Freiburg im Breisgau, 1976

Lévi-Strauss, C.: Mythologica IV, Der nackte Mensch Bd. 2.
Suhrkamp, Frankfurt am Main, 1975

Luther, M.: Die Bibel.
Würtembergische Bibelanstalt, Stuttgart, 1965

McMann, J.: Rätser der Steinzeit-Zauberzeichen und Symbole in den Felsritzungen
Alteuropas.
Lübbe, Bergisch-Gladbach, 1980

Van der Meer, F., Mohrmann, C.: Bildatlas der frühchristlichen Welt.
Mohn, Gütersloh, 1959

NN: Führer durch Peking.
Verlag für fremdsprachige Literatur, Peking, 1960

Nowgorodowa, E.: Alte Kunst der Mongolei.
Seemann, Leipzig, 1980

Numazawa, F. K.: Die Weltanfänge in der japanischen Mythologie.
Internat. Schriftenreihe für soz. und polit. Wissenschaften. Ethololog. Reihe II.
Stocker, Luzern, 1946

Olschak, B. C.: Tibet, Erde der Götter.
Rascher, Zürich, 1960

Olschak, B. C.:, Wangyal, G. T.: Mystic Art of Ancient Tibet.
Allen and Unwin, London. 1973

Preuss, K. T., Mengin, E.: Die Mexikanische Bilderhandschrift Historia Tolteka-Chichimeca.
Beiträge zur Völkerkunde, Baessler-Archiv, Beiheft, IX, Teil 1.
Reimer, Berlin, 1937

Röder, J: Alahatala.
Ergebnisse der Frobeniusexpedition 1937-1938, Bd. 3.
Bamberger Verlagshaus, Bamberg, 1948

Röder, J.: Felsbilder und Vorgeschichte des Mac-Cluer-Golfes West-Neuguinea.
Ergebnisse der Frobeniusexpedition 1937-1938, Bd. 4.
Hrsg.: Jensen, A. E., Niggermeyer, H.
Wittich, Darmstadt, 1959

Ry, C. J. D.: Die Welt des Islam.
Holle, Baden-Baden, 1970

Sachs, H., Badstübner, E., Neumann, H.: Christliche Ikonographie in Stichworten.
Koehler und Amelang, Leipzig, 1973

Samuel, M.: Schöpfungsmythik ostindonesischer Ethnien.
Pharos – Schwabe, Basel, 1971

Sauer, G.: Die Sprüche Agurs.
Beiträge zur Wissenschaft vom Alten und Neuen Testament, Heft 84 (5. Folge, Heft 4).
Kohlhammer, Stuttgart, 1963

Schlosser, K.: Zauberei im Zululand.
Schmidt und Klaunig, Kiel, 1972

Schlosser, K.: Die Bantubibel des Blitzzauberers Laduma Madela – Schöpfungsgeschichte der
Zulu.
Arbeiten aus dem Museum für Völkerkunde der Universität Kiel, Kiel, 1977

Schwarz, E.: Laudse: Daudedsching.
Reclam jun., Leipzig, 1973

Settgast, J.: Tutanchamum.
Katalog des Kestner Museum, Hannover.
Zabern, Mainz, 1980

Sirén, O.: The Walls and Gates of Peking.
John Lane the Bodley Head Limited, London, 1924

Snellgrove, D. L.: The Image of the Buddha.
Serindia Publ./Unesco, Paris, 1978

Stewart, D.: Islam.
RoRoRo, Reinbeck bei Hamburg, 1972

Störig, H. J.: Kleine Weltgeschichte der Philosophie, Bd. 1.
Fischer, Frankfurt am Main, 1969

Strehlow, T. G. H.: Songs of Central Australia.
Angus and Robertson, Sydney, 1971

Thimme, J.: Kunst und Kultur der Kykladeninseln im 3. Jahrtausend vor Christus.
Müller, Karlsruhe, 1976

Tokarew, S. A.: Die Religion in der Geschichte der Völker.
Dietz, Berlin, 1978

Ullmann, L.: Der Koran.
Goldmann, München, 1959

De Vries, J.: Untersuchung über das Hüpfspiel. Kinderspiel – Kulttanz.
F. F. Communications No. 173.
Academia Scientiarum Fennica, Helsinki, 1957

Walcot, P.: Hesiod and the Near East.
Cardiff, University of Wales Press, 1966

Waldschmidt, E.: Das Mahavdanasutra – Ein kanonischer Text über die sieben letzten
Buddhas.
Teil 1: Einführung und Sanskrittext.
Abh. der Deutschen Akademie der Wissenschaften zu Berlin. Klasse für Sprachen, Literatur
und Kunst, 1952,8.
Akademie Verlag, Berlin, 1953
Teil 2: Die Textbearbeitung.
Abh. der Deutschen Akademie der Wissenschaften zu Berlin. Klasse für Sprache, Literatur
und Kunst, 1954,3.
Akademie Verlag, Berlin, 1956
Teil 3: Textbearbeitung.
Abh. der Deutschen Akademie der Wissenschaften zu Berlin. Klasse für Sprache, Literatur
und Kunst, 1950,3.
Akademie Verlag, Berlin, 1951

Waters, F.: The Book of the Hopi.
Viking Press, New York, 1964

Weller, F.: Das Leben des Buddha von Asvahosa.
Veröff. des Forschungsinst. für vergleichende Religionsgeschichte an der Universität Leipzig,
2. Reihe, Heft 3.
Pfeiffer, Leipzig, 1926

Wheeler, P.: The Sacred Scriptures of the Japanese.
Henry Schumann, New York, 1952

Wilson, F. C.: Die Buddha-Legende auf den Flachreliefs der ersten Galerie des Stupa von
Borobudur, Java.
Veröff. des Forschungsinst. für vergleichende Religionsgeschichte an der Universität Leipzig,
Leipzig, Harassowitz, 1923

Yarden, L.: The Tree of Light.
Horovitz Publishing Co., London. 1971

Zenker, E. V.: Der Taoismus der Frühzeit.
Akademie der Wissenschaften in Wien., Phil. Hist. Klasse, Sitzungsberichte Bd. 222, 2. Abh..
Hölder – Pichler – Tempsky, Wien, 1945

Ziock, H.: Ägypten.
Schröder, Bonn, 1965

Weiterführende Literatur:

Dummett M.: Ursprünge der analytischen Philosophie.
Suhrkamp, Frankfurt am Main, 1992

Dummett, geboren 1925, Wykeham Professor of Logic an der Universität Oxford, zitiert
Frege (Logik in der Mathematik, 1914):

„Wenn wir unsere geistige Arbeit, wie sie wirklich vor sich geht, betrachten, finden wir, dass
keineswegs immer ein Gedanke in allen seinen Teilen klar in unserem Bewusstsein steht.
Wenn wir zum Beispiel das Wort „Integral" gebrauchen, sind wir uns dann immer alles
dessen bewusst, was zum Sinne diese Wortes gehört? Ich glaube, nur in ganz seltenen Fällen.
Meistens wird nur das Wort in unserem Bewusstsein sein, allerdings verbunden mit dem mehr
oder weniger dunklen Wissen, dass dieses Wort ein Zeichen ist, das einen Sinn hat, und dass
wir uns auch an diesen Sinn erinnern können, wenn wir wollen. Aber mit dem Bewusstsein,
es zu können, begnügen wir uns meistens. Wenn wir uns an alles, was zum Sinnes dieses
Wortes gehört, erinnern wollten, kämen wir nicht vorwärts. Unser Bewusstsein ist eben nicht
umfassend genug. Oft haben wir ein Zeichen nötig, mit dem wir einen sehr
zusammengesetzten Sinn verbinden. Dieses Zeichen dient uns sozusagen als Gefäss, in dem
wir diesen Sinn mit uns führen können, immer in dem Bewusstsein, dass wir dieses Gefäss
öffnen können, wenn wir seines Inhaltes bedürfen sollten." S.85